# Gefangen im Ärzte-Dschungel

PETRA WINTER

# Gefangen im Ärzte-Dschungel

Mein Leben mit einer unerkannten Krankheit

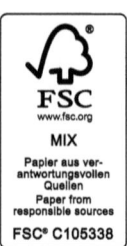

**Bibliografische Information der Deutschen Nationalbibliothek:**
Die Deutsche Nationalbibliothek verzeichnet diese Publikation
in der Deutschen Nationalbibliografie; detaillierte bibliografische
Daten sind im Internet über http://dnb.dnb.de abrufbar.


© 2018 Petra Winter
Satz, Umschlaggestaltung, Herstellung und Verlag:
BoD – Books on Demand

ISBN: 978-3-7481-5288-0

# Inhalt

# Vorwort:

Eine unerkannte Krankheit versetzt mich in die Lage, durch den Ärzte-Dschungel zu wandern, in meinen Schilderungen, berichte ich während meiner Wachoperationen, live vom Operationstisch. Mein langer Leidensweg, das Nichtwissen der Ärzte hat mich provoziert, über mich, die Doktoren, das Gesundheitssystem und andere Patientenschicksale zu schreiben. Ich möchte hier auch nicht nur die Mediziner an den Pranger stellen. Da der Fortschritt der ärztlichen Wissenschaft von der Pharmaindustrie abhängig ist, haben viele Ärzte den Blick für das Wesentliche verloren. Dennoch ist der Mensch ein Individuum, so muss er auch behandelt werden.

Ich möchte meine Leser mit auf die Reise nehmen, ihnen Einblicke geben, was im heutigen Gesundheitssystem falsch läuft. Wie schwer es ist, sich gegen das Nichtwissen, die Ignoranz der Ärzte aufzulehnen und geeignete Ärzte zu finden, die mich von meinem Leiden befreien. Ich erkranke 1984 an einem bullösen Lungenemphysem/Lungenriss und 1991 an einer multiplen Sklerose. Diese Krankheiten ermöglichen mir mit kleinen Einschränkungen trotz alledem ein erfülltes Leben. Ich fühle mich wie die Made im Speck, meine positive Lebensleiter wandert immer nur nach oben. Wenn doch Regenwolken am Himmel stehen, kommt meine Fee geflogen, die mich bereits ein Leben lang beschützt, streut ihr Zauberpulver aus und alles löst sich in Wohlgefallen auf. Oft stehen in meinem Leben 99 Scheisstöpfe und ein Honigtopf vor mir, die Fee verteilt ihr Pulver und es sind wieder 100 Honigtöpfe. Entweder macht sie eine Weltreise, ist unbekannt verzogen oder gestorben. Ich bin 56 Jahre alt, als mein Leidensweg beginnt. Im Dezember 2009 kann ich nicht mehr fehlerfrei laufen. Die Beine wollen mich nicht mehr tragen, ich drohe zu stürzen.

Mein Rücken schmerzt, die Beine fühlen sich an, als werden sie von außen zusammengepresst. Bei jedem Schritt muss ich mich konzentrieren, damit der Fuß den Boden berührt. Hebe ich den Fuß, um einen Schritt nach vorn zu machen, schlenkert er nach rechts oder links aber kein bisschen vorwärts. Ich schleiche mich an Wänden entlang, halte mich an allem fest, was mir in den Weg kommt, um nicht zu stürzen.

Wenn ich recht überlege, hat sich etwas an meinem Nervensystem verschoben. Das willkürlich- somatische Nervensystem, das für die Bewegung da ist, hat den Platz mit dem unwillkürlich- autonomen Nervensystem das für die Atmung, den Herzschlag, das Verdauungssystem verantwortlich ist, getauscht. Nur manchmal ist es für die Bewegung zuständig, meistens macht das System was es will. Mein erster Gedanke, die multiple Sklerose hat wieder zugeschlagen, die bereits 1991 bei mir festgestellt wird. Ich tapse zum Neurologen, dieser lässt ein MRT vom Kopf anfertigen, dann macht er eingehende neurologische Untersuchungen. Das Ergebnis: Ich habe keinen akuten Schub von der multiplen Sklerose. Das bullöse Lungenemphysem/Lungenriss ist weit fortgeschritten, dass es mir bei Operationen keine Vollnarkose mehr erlaubt. Von diesem Zeitpunkt an habe ich das Vergnügen bei jedem medizinischen Eingriff live dabei zu sein. Inzwischen setzen bei verschiedenen Bewegungen Rückenschmerzen ein. Der Neurologe schickt mich zum Facharzt für Orthopädie, dort röntge man meinen Rücken. Bei einem anschließenden Gespräch sagt er mir mit erschrockenem Gesicht, dass an einem Lendenwirbel der Bogenschluss fehle. Das heißt, das Neuralrohr, in dem unsere Rückenmarksnerven liegen, ist nicht geschützt, weil der Wirbelring eine Lücke hat.

Bei Kindern spricht man bei größeren Defekten von einem offenen Rücken. Diese Diagnose wird später wiederholt bestätigt und ist ebenfalls wieder dementiert worden, wie auch immer.

Er gibt mir eine Verordnung für Krankengymnastik und will mir Medikamente gegen die Osteoporose aufschreiben. Auf den Einwand, dass ich Allergikerin bin, meine Knochendichte vollkommen in Ordnung ist, will er nicht eingehen, ich verlasse die Praxis ohne

Rezept. Aufgrund der Arzneimittelallergie kann ich keine Tabletten zu mir nehmen.

Mit zwei Ausnahmen, die ich vertrage, die längst getestet wurden, Ibuprofen und Ciprobay aber nur das Original, bei reproduzierten Medikamenten (Generika) reagiere ich allergisch. In den kühnsten Träumen kann ich mir nicht vorstellen, wie mein Leben weiter verläuft. Nur ein Gedanke hält mich immer noch aufrecht, dreimal kann ich in den Jahren plötzlich »wie früher« laufen. Ich verfüge dann wieder über Boden unter den Füßen, kann tanzen, springen, laufen, mich drehen, ohne dass mir schwindelig wird.

Es ist, als lege jemand einen Schalter um, der meinen Füßen erlaubt zu laufen oder nicht zu laufen. Beim ersten Mal geschieht es im August 2012 im Krankenhaus für etliche Stunden. Es ist gegen 21:00 Uhr, als der Zustand eintritt, um diese Zeit ist kein Arzt mehr im Hause. Die Nachtschwester ist beschäftigt, ich soll am nächsten Tag an einer Wirbelkanalstenose operiert werden, die man zu dem Zeitpunkt, als Ursache erachtet. Ich überlege, ob ich mich unter diesen Umständen morgen operieren lasse. Die Rückenschmerzen sind wie weggeblasen, wenn ich die Füße normal bewegen kann. Leider Gottes kann ich den Zustand, da es mitten in der Nacht ist, niemandem zeigen. Aber ich genieße es bis frühmorgens um 2:00 Uhr, wie eine Wilde im Zimmer voller Freude zu tanzen.

Immer wieder renne ich um mein Bett, meinen Tisch, wenn mich jemand gesehen hat, wäre der Gedanke aufgekommen, jetzt ist sie ausgekreist. Ich bin so glücklich in dieser Nacht, am liebsten könnte ich noch laut singen, aber das geht wegen der Nachtruhe nicht.

Denn ich bin ja im Krankenhaus, glücklicherweise liege ich in einem Einzelzimmer. Da Ich die Musik über Kopfhörer höre, bemerke ich nicht, dass ich stampfende, schleifende Geräusche mit den Füßen beim Tanzen am Boden verursache. Erst nachdem mir ein Kopfhörer aus dem Ohr rutscht, erschrecke ich über diese Geräusche. Schuldbewusst verziehe ich mich in mein Bett, obgleich ich lieber weiter tanzen würde. Über das unbeschreibliche Glücksgefühl bin ich am Ende eingeschlafen. Aber am nächsten Morgen ist alles wie vorher, der Schalter ist umgelegt, das Laufen wieder unmöglich. Der Zustand trifft nach einer Myelographie ein, bei der ich nach der Untersuchung für mehrere Stunden auf dem Rücken liegen muss.

Ich gehe davon aus, dass diese Untersuchung, bei der man mir ein paar Tropfen Nervenwasser aus dem Rücken entnimmt, um anschließend ein Kontrastmittel einzuspritzen, ursächlich für den zuvor erwähnten glücklichen Zustand ist.

Meine Vermutung ist, dass dadurch eine Druckentlastung des Rückenmarks entstanden ist. Diesen Status haben die Ärzte auf mein Verlangen hin noch einmal 2016 im Krankenhaus mit der gleichen Untersuchung wie 2012 hergestellt. Nachdem ich aufstehen darf, kann ich für circa eine Stunde laufen, aber nicht tanzen.

Nach etwa Sechzig Minuten ist es wieder vorbei mit dem Laufen. Meine Freundin Erika, die zu Besuch ist, kann das gar nicht verstehen, dass ich mal laufe und dann wieder nicht laufen kann. Beim dritten Mal wollen wir Feierabend auf meiner Arbeitsstelle machen.

Ich gehe wie immer auf die Toilette, da ich seit dem Beginn der Krankheit ständig aufs Klo muss, als ich von dem Toilettenbecken aufstehe, hat jemand den Schalter auf Laufen gestellt. Aufgeregt eile ich, zu meiner Kollegin, sie meint, »wie kommt denn das, dass du jetzt wieder laufen kannst«.

Ich renne voller Freude, ein paarmal hin und her, setze mich auf einen Stuhl um zu überlegen, woran es liegen kann. Als ich aufstehe, ist der Schalter bereits zurückgeklappt, nix funktioniert mehr. Immer mehr körperliche Einschränkungen schleichen sich ein. Wenn sich der Zustand nicht ändert, muss ich mich wahrscheinlich in den Rollstuhl setzen, weil es überhaupt nicht mehr geht. Ob ich es schaffe, wieder richtig zu gehen, steht noch in den Sternen, ich kann nur hoffen und bangen! Hätte ich die Tränen die ich innerlich weine vergossen, hätten wir eine Überschwemmung!

Ich suche diesen Schalter, der mich von dem Leiden befreit, ihr könnt mich auf dem Weg begleiten. Ob ich es schaffe, verrate ich in meinem letzten Kapitel, das keinen Titel trägt!

# Kapitel 1 – Wendepunkt des Lebens

## Das Leid beginnt!

Als ich im Dezember 2009 zu meiner Arbeitsstelle fahre, sind die Straßen verschneit. Ich komme kaum noch ins Geschäft, in dem ich arbeite, meine Beine versagen mir bei jedem Schritt den Dienst, es ist schwer, die Füße gerade auf den Boden zu stellen. Ich denke, hier kommst du ohne Sturz nicht mehr weg, es ist ein harter Winter mit viel Schnee und Eis. Was kann ich tun, ich sinne nach Auswegen, so eine Gehhilfe, damit muss man eigentlich Halt haben. Da stehe ich jetzt auf meiner Arbeitsstelle, ich kann hier schlafen oder mit dem Taxi nach Hause fahren. Aber all das ist keine Lösung auf Dauer, was ist Morgen und Übermorgen. Ich stöbere im Internet nach Rollatoren und Geschäften in Berlin, aber auch das ist ohne Frage ein Abenteuer. Nachdem ich mich für den Porsche unter den Rollatoren entscheide, rufe ich in den Fachgeschäften an. Die meisten Sanitätsgeschäfte haben die Rollis nicht vorrätig und müssen sie erst bestellen. Na ja so einen Kassen-Chopper kann ich schon gar nicht haben. Den muss man erst beantragen, und wie ich nach Hause komme, ist den Sachbearbeitern der Krankenkasse egal. Ich brauche einen Rentnerporsche, den man leicht im Auto verstauen kann, der auf vier Rädern steht, wenn man ihn zusammenklappt. Nach unzähligen Telefonaten, finde ich einen Laden in Tempelhof, der bereit ist, mir gegen einen Aufpreis den Gehwagen ins Geschäft zu liefern und vor Ort zusammenzubauen. Der Mann ist meine Rettung, ich muss 550,- Euro für den Rollator plus 50,- Euro für das Liefern bezahlen. Ich kann an dem Abend noch ein bisschen wackelig aber doch sicher nach Hause fahren.

## Aktuelle Beschwerden 1

Das Jahr neigt sich dem Ende zu. Inzwischen kann ich noch schlechter laufen, habe Kompressionen in den Beinen, die heftigen Rückenschmerzen sind von den Wegstrecken abhängig. Ich bin nicht mehr in der Lage, mir ein Essen zu kochen, da ich auf keinen Fall so lange imstande bin am Herd zu stehen.

Mir versagen die unteren Extremitäten, ich falle in mich zusammen wie ein gesprengter Schornstein, ich kann keinen Fuß mehr vor den anderen stellen, schleppe mich mit schleifenden Beinen, da die Fußheber nicht mehr funktionieren zur nächsten Sitzgelegenheit.

Alle Tätigkeiten machen mir Probleme, wenn ich morgens zu einer bestimmten Zeit das Haus verlassen will, muss ich drei Stunden vorher aufstehen, um pünktlich zu sein, auch das gelingt mir nicht immer. Haare kämmen ist die Härte, ich muss mich immer wieder auf den Klodeckel setzen, um nicht zusammenzusinken. In die Wanne steigen um zu duschen ist für mich gefährlich, weil die Beine nicht die Kraft haben selbstständig über den Wannenrand zu schwingen. Ich muss mit der Hand den Fuß rüber heben, jedes Mal schwitze ich Blut und Wasser.

Ohne mein Auto komme ich nirgends mehr hin, fußläufig schaffe ich gegenwärtig noch ca. 50 Meter. Mit den Öffentlichen kann ich auf keinen Fall fahren, weil ich nicht bis dahin komme und zurück schon gar nicht mehr. Die rechte Hand ist auch betroffen, ich bin so ungeschickt, ich kann gar nichts mehr ordentlich festhalten. Ich habe null Kraft in der rechten Hand, Missempfindungen in den Fingern. Des Öfteren flutschen mir Gegenstände aus den Händen, die mir beim Einsammeln immer wieder entgleiten.

# Weihnachten 2009

Da ich zu Weihnachten immer meine Familie und Freunde einlade, muss ich dieses Jahr die Lebensmittel überwiegend liefern lassen, zurzeit bin ich nicht mehr in der Lage solche Mengen einzukaufen. Die Vorbereitungen für den Weihnachtstag beginnen mit Kochen und putzen. Nachdem der Festtagsbraten, der in einem Bräter liegt, fertig ist, will ich den Topf nach dem Abkühlen in den Kühlschrank stellen. Als ich mit dem Bräter durch meine großräumige Altbauküche laufe, rasten meine Beine im Lauf in der Streckbewegung ein. Ich drohe zu stürzen, ich versuche, das Gleichgewicht wieder zu erlangen. Normalerweise rudert man ja mit den Armen, das gelingt wegen des Kochtopfes nicht. Um mich zu retten, schmeiße ich den Bräter mit voller Wucht auf meinen Glastisch. Ich sehe den Tisch schon in tausend Scherben zerbersten. Jedoch der Topf rutscht über die spiegelglatte Glasplatte, bis zum Rand, hebt darauf behänd von der Tischplatte ab und setzt sich elegant auf den Bezug meines mintfarbenen Küchenstuhls. Zu erwähnen sei noch, dass in dem Bräter eine Rotweinsoße ist. Aber der Topf hat sich, ohne einen Tropfen zu verschütten, auf dem Stuhl niedergelassen. Nach dem ersten Schrecken kann ich dann darüber aus vollem Hals lachen, der Topf ist sicher gelandet und ich bin nicht gefallen. Ich liebe Weihnachten mit leckerem Essen, einem herrlich geschmückten Weihnachtsbaum, bunten Tellern, netten Gästen. Spielen bis der Arzt kommt, lachen bis die Tränen kullern und besonders behaglich ist es, wenn es draußen schneit. Ja, das ist für mich Weihnachten. Leider Gottes lebt meine Mutter nicht mehr, die immer wesentlich zu unserer Belustigung beigetragen hat. Aber es ist trotz alledem ein gemütliches Weihnachtsfest im Kreise meiner Lieben.

Mein Gesundheitszustand ist im Jahr 2010 leider ohne Veränderung, die Krankengymnastik bringt mir zwar Linderung, aber keine grundlegende Besserung. Obwohl ich mich anstrenge, so sehr ich nur kann. Ich merke, dass es auf jeden Fall positiv ist, sich gezielt zu bewegen, um die Muskeln nicht verkümmern zu lassen, ohne Muskelkraft wäre ich verloren.

Ich, die immer aktiv ist, kann sich auf einmal nicht mehr korrekt bewegen. Dazu fällt mir eine süße Geschichte aus der Vergangenheit ein. Ich verabrede mich mit meiner Freundin Roswitha, mit der ich seit unserer Kindheit eng befreundet bin, in eine Diskothek zu gehen, in der jeden Freitag Männerstrip ist. Zugang natürlich nur für Frauen! Am Eingang bekommen wir eine Trillerpfeife, ein Kondom ja sogar Luftballons, um 21:00 Uhr ist Einlass. Als der Männerstrip beginnt, da glaube ich, meinen Augen und Ohren nicht zu trauen, meine sonst so artige Freundin, trillert, was das Zeug hält, na ja es sind auch smarte Männer. Anschließend haben sie vier circa 18-jährige Mädchen und mich aus dem Publikum ausgesucht, offensichtlich soll ich zur Belustigung beitragen, denn ich bin zu diesem Zeitpunkt 39 Jahre alt. Wir müssen uns ein dünnes Seil um den Bauch binden, an deren Ende ein Kugelschreiber angehangen wird. Der Animateur demonstriert uns, dass wir, ohne die Arme hinzuzunehmen, einfach nur, indem wir in die Hocke gehen, den Stift in eine auf der Erde stehenden leeren Sektflasche versenken sollen. Bevor wir den Kugelschreiber hineinstecken können, nehmen sie die Sektflaschen unter dem Gelächter der übrigen Gäste weg. Stellen Likörfläschchen vom kleinen Feigling hin, die Menge tobt. Die anderen Mitstreiterinnen fragen noch, wie sollen wir das machen, ich beuge mich einmal runter und loche den Kugelschreiber in die kleine Flasche ein. Den jungen Frauen entgleiten die Gesichtszüge. Ich gewinne einen Gutschein über 200,- DM.

Für meine Freundin und mich ist das ein unvergesslicher Abend. So viel zu meiner früheren Beweglichkeit.

# Umzug

Mein altes Leben gleitet mir aus den Händen. Ich wohne seit zweiundzwanzig Jahren im Altbau in der ersten Etage. Ich kann die Treppenstufen nur noch unter extremer Anstrengung bewältigen. Aus diesem Grund mache ich mich auf die Suche nach einer anderen Wohnung mit Fahrstuhl, bei der ich keine Treppe überwinden muss, auf der ich zu stürzen drohe.

Die Treppe rauf- sowie runter laufe ich wie ein Kleinkind. Ein Fuß auf die Stufe den anderen daneben, hoch gelingt es halbwegs, abwärts scheint die Trittfläche zu weit vom Fuß entfernt. Ich vermute immer, das Bein ist nicht lang genug, um sie zu erreichen. Es treibt mir Schweißperlen auf die Stirn, wenn ich nur dran denke, die Treppe zu überwinden. Indem ich mich fest an das Geländer klammere, ist es mir aber auf irgendeine Weise gelungen. An dem Holzgeländer sieht man die Kerben meiner Fingernägel sicher heute noch.

Es fällt mir schwer mich an den Gedanken zu gewöhnen, die heißgeliebte Altbauwohnung zu verlassen, in der ich überglücklich die heißesten Jahre nach der Trennung von meinem Ehemann zubringe. In der ich die Öffnung der Grenzmauer hautnah miterlebe, ich wohne Kolonie – Ecke Osloer Straße, wo unmittelbar angrenzend der Grenzübergang Bornholmer Straße ist. An dem Abend wo sie die Mauer öffnen, verweile ich ausnahmsweise zu Hause um Musikkassetten für mein Autoradio aufzunehmen, um die Nachbarn nicht zu stören habe ich Kopfhörer auf.

Lautes Stimmengewirr sowie Gehupe von der Straße dringt durch mein Fenster, ich schmule durch die Lamellen der Jalousie. Unten auf der Straße laufen viele Menschen durcheinander, das andauernde Hupen stört mich, ich habe deshalb keine Lust mehr Musik aufzuzeichnen. Genervt setze ich mich vor den Fernseher, ich schaue nur mit einem halben Auge hin und höre, seit heute Abend 19.00 Uhr sind die Grenzen geöffnet. So ist das mit dem halben

Auge, ich denke, da läuft ein Spielfilm, ich schalte gelangweilt den Fernsehapparat aus.

Der Lärm draußen wird immer lauter, ich schaue aus dem Fenster, komisch die Menschenmassen laufen hin und her entgegen meiner Annahme, dass irgendeine Veranstaltung zu Ende ist. Plötzlich sehe ich extrem viele Trabbis vorbeifahren, völlige Verwirrung umgibt mich, ich schalte das Fernsehgerät wieder ein, zippe durch die Programme, spätestens jetzt ist mir klar, das ist kein Spielfilm. Ich springe unter die Dusche, ziehe mich an laufe runter auf die Straße. Wildfremde Menschen fallen mir weinend um den Hals, tanzen mit mir auf der Straße, ich bahne mir den Weg durch die Menschenmenge Richtung Herrmann-Böse-Brücke. Es ist äußerst schwierig gegen den Strom von hunderten Menschen zu laufen, auf halben Weg kehre ich deshalb um. Auf dem Rückweg komme ich mit einem jungen Pärchen aus der DDR ins Gespräch, die diese unbekannte Lage, wie ich, noch nicht verstehen. Wir reden über die Musik, die ich aktuell aufnehme, ihre Augen leuchten. Spontan lade ich sie ein, mit mir in mein CD-Geschäft zu fahren. Wir hätten nach Moabit laufen können, ich denke, das wäre sicher schneller als mit dem Auto zu fahren. Aber hier im Auto ist es wenigstens warm, wir haben ja auch nur zwei Stunden für eine Fahrstrecke von 15 Minuten gebraucht, bis wir in meinem Geschäft ankommen. Den beiden fallen fast die Augen aus dem Kopf, noch nie haben sie eine Compact Disk gesehen gehört schon gar nicht.

Wir unterhalten uns lange über Musik aus dem Westen und dem Osten, dann schenke ich jedem eine CD ihrer Wahl. Ich schlage vor, zum Kurfürstendamm zu fahren, Begeisterung schlägt mir entgegen, den Ku'damm kennen sie aus dem West-Fernsehen. Nach Stunden erreichen wir den Ku'damm, Ecke Joachimsthalerstraße, es fliegen Feuerwerksraketen über die Kreuzung. Die Menschen tanzen auf der Straße, wir haben alle Scheiben heruntergekurbelt, neben meinem Auto steht ein Polizist. Die Sektflaschen gehen durch die Menschenreihen, auch der Arm des Gesetzes nimmt ein

Schluck aus der Flasche. Alle Regeln werden außer Kraft gesetzt, wir sind wieder ein Deutschland! Inzwischen ist es längst zwei Uhr in der Nacht, ich muss noch nach Hause, um mich für die Arbeit frisch einzukleiden. Denn spätestens um neun Uhr muss ich in der Versicherung bei der Arbeit sein. Zu dem Zeitpunkt ist mein von mir getrennt lebender Ehemann, noch Inhaber des CD-Geschäftes. Das junge Pärchen will noch dort bleiben, wir verabschieden uns, ich sehe sie nie wieder. In der Versicherung angekommen, sagen meine Kollegen zu mir: »Hast du im Fernsehen gesehen, die DDR-Grenze ist frei zugänglich«. Aufgeregt berichte ich ihnen, dass ich bis zum frühen Morgen auf der Straße mitfeierte, mit offenen Mund hören sie zu. Ja, so war es damals oft, wenn es heißt sich wo einzubringen, sitzen sie vorm Fernseher und sehen aus der Ferne zu. Ich wohne ja von Geburt an, bis 1990 in Kreuzberg, viele der Nachbarn kommen aus der Türkei. Meine Arbeitskollegen haben Berührungsängste mit Ausländern, sie sind total perplex, wenn ich ihnen mitteile, dass ich am Sonntag mit meinen türkischen Nachbarn Kaffee trinke, oder auf den Nachwuchs aufpasse. Mein Sohn ist mit allen türkischen Kindern befreundet, sie gehen bei uns ein und aus. Ich habe immer das Gefühl, sie meinen, wir haben nichts gegen Ausländer, aber in unmittelbarer Nachbarschaft wollen wir sie auch nicht haben!

Ich verbringe also mein halbes bisheriges Leben in Kreuzberg und mein jetziges im Wedding. Inzwischen liebe ich den Wedding, fühle mich hier zu Hause, ich hoffe, eine Wohnung im gleichen Bezirk zu finden. Über das Internet und mit der Hilfe meiner Freunde gelingt es mir, es zu schaffen. Ich wohne jetzt in einer Wohnung, natürlich im Wedding, die ich auch mit einem Rollstuhl befahren kann. In der ich nicht eingesperrt bin, weil unten im Erdgeschoss noch fünf Stufen zu überwinden sind, alles ist ebenerdig ohne Schwellen! Diese Selbstständigkeit will ich mir auf jeden Fall erhalten um zu jeder Zeit, ohne Hilfe die Wohnung zu verlassen. Es ist für mich jedoch ohne Frage ein schwieriges Unterfangen, den Umzug zu organisieren.

Beim Betreten der neuen Wohnung, denke ich, mir fällt die Decke auf den Kopf, so niedrig empfinde ich die Deckenhöhe. Im Gegensatz zu meiner Altbauwohnung kann ich hier alles ohne Leiter erreichen, ich schätze recht bald die Vorzüge der Neubauwohnung mit Fahrstuhl Baujahr 1998. Die Wohnung verfügt über drei Highlights, einen 20qm großen Flur, der mit einem Fenster ausgestattet ist.

Einer halboffenen Küche zum Wohnzimmer, einen Balkon, zu dem man vom Wohnzimmer aus zwei Flügeltüren öffnen kann. Die Aussicht vom Balkon ist ein ganzes Karree unverbauter Ausblick auf Kleingärten, einen Kinderbauernhof und absolute Ruhe vom Straßenlärm. Aber anfänglich ist es schwierig mit den Nachbarn, vornehmlich mit einer, die unter mir wohnt, ich gewinne das Spiel, in dem ich sie konsequent ignoriere. Am Anfang klingelt sie jeden Tag bei mir, wenn ich die Tür öffne, schreit sie mich an, dass mir die Ohren flattern. »Ich denke, sie sind eine alte Frau, sitzen im Sessel und schauen Fernsehen, aber nein sie schieben ihre Umzugskartons über den Fußboden«. Ich antworte ihr, »Na sie sind auch nicht viel knuspriger, aber dicker deshalb haben sie weniger Falten«.

Diese Tobsuchtsanfälle hat sie auch bei allen anderen Mietern, ich denke, heute bekommt sie Tabletten von Ihrem Mann um sie ruhig zu stellen. Inzwischen ist Ruhe eingekehrt, ich fühle mich hier total wohl.

## Rückenpapst

Meine damalige Internistin, überweist mich zu einem Orthopäden, den sie den Rückenpapst nennt, »der ist ein hervorragender Diagnostiker«. Der Arzt empfängt mich mit den Worten, »ja was denken sie, was dass alles kostet, was ich hier mache«, er hat sich lediglich vorab die Unterlagen angesehen. Ich frage ihn, »wie viel muss ich denn für Ihre Tätigkeit bezahlen« und zücke meine Geldbörse. Das schien ihm doch peinlich zu sein, er winkt ab. Nach eingehender orthopädischer Untersuchung schickt er mich erst einmal zum MRT der Lendenwirbelsäule und des Kopfes wegen der multiplen Sklerose.

Mit den MRT Befunden suche ich ihn erneut auf, rufe aber vorher bei seiner Sprechstundenhilfe an. Ich teile ihr mit, dass ich diesmal als Selbstzahler komme, ich möchte nicht nach fünf Minuten die Sprechstunde wieder verlassen müssen. Sie lacht, sie scheint ihren Chef zu kennen. Er erklärt mir jetzt mit jeder Menge Zeit, dass ich eine Wirbelkanalstenose und eine Zyste an der Wirbelsäule habe. Das für diese Beschwerden aber keineswegs ausschlaggebend ist und es doch an der multiplen Sklerose liegen muss, dass ich nicht besser laufen kann. Das MRT vom Kopf zeigt jedoch, dass ich momentan keinen akuten Schub mit der MS habe. Also wieder kein Ergebnis, was sich auf die gesundheitlichen Beschwerden zurückführen lässt! Außer Spesen nichts gewesen -126,- Euro.

Meine Internistin ist inzwischen umgezogen, sie ist jetzt in einer Praxis im Altbau ohne Aufzug gelandet, obwohl sie vorher einen Fahrstuhl hatte.

Ein paar Mal quäle ich mich noch die eine Treppe hinauf und herunter, muss mir dann wohl oder übel einen Internisten mit Fahrstuhl suchen.

Verstehen kann ich es nicht, dass die Ärzte bei der Überalterung der Bevölkerung noch Arztpraxen ohne Lift zugelassen bekommen.

Ich hoffe, einen Arzt zu finden, der mich von meinem unbekannten Leiden befreien kann. Freunde und Verwandte fragen mich immer wieder, »was sagen denn die Ärzte zu deinen Gesundheitsbeschwerden«. Ich zucke mit den Achseln, »sie wissen nicht, an welcher Krankheit ich leide«.

## Erster Lichtblick

Auf Empfehlung eines befreundeten Zahnarztes suche ich einen Neurochirurg in Potsdam auf, er meint, »wir machen erst einmal ein MRT vom Rücken«. Da ich inzwischen bereits bei meinem Neurologen mit einem MRT vom Kopf abgeklärt habe, dass momentan nicht die multiple Sklerose Ursache für das beschissene Laufen ist. Laut MRT Befund sitzt an der Lendenwirbelsäule ein Lipom von 22 mal 8 cm. So etwas macht keine Beschwerden, dabei handelt es sich, um eine gutartige Fettgeschwulst. Die Diagnose über ein Gewächs von 22 mal 8 cm beunruhigt mich, immerhin ist das ein dicker Brocken im Rücken. Ich fahre ein weiteres Mal zu dem Neurochirurg nach Potsdam, der sagt zu mir »Frau Winter, wenn ich sie operiere können sie Morgen wieder laufen«. Meine Freude ist riesengroß. Er muss sich erst überlegen wie wir die Operation am besten machen. Endlich habe ich einen Arzt gefunden, der die Diagnose des MRT- Befundes für ursächlich ansieht, der mich unter Umständen heilt. Wegen dem erhöhten Infektionsrisiko soll ich zuerst die Medikamente testen lassen, die ich anschließend nach der Operation benötige.

Beschwingt von diesem Gedanken getragen verlasse ich das Krankenhaus. Vor dem Gebäude ist ein Café, draußen an den Tischen sitzen Patienten und deren Besucher, eine Frau telefoniert lautstark. Sie sagt, »weißt du, das ist hier ein absoluter Drecksladen, hier würde ich mich nicht operieren lassen, ständig fangen sich die Patienten nach den Operationen Infektionen ein«.

Na, diese Aussage macht mir nicht gerade Mut.

Es ist ein schöner Frühlingstag, ich setze mich mit einem Bekannten, der mich dort hingefahren hat, noch einen Moment auf eine kleine Mauer, die als Umrandung für ein Blumenbeet fungiert. Aus dem Augenwinkel beobachte ich, dass sich ein Fernsehteam nähert. Sie steuern genau auf mich zu, ja wahrscheinlich denken sie, die da mit dem Rollator, die entkommt uns nicht. Die Reporter machen eine Befragung zum Thema Brustkrebs, mein Bekannter lacht,»du ziehst so etwas förmlich an«. Mein Internist dem ich hiervon berichte, rät mir davon ab, die Medikamente wegen meiner Allergien im Vorfeld zu testen.

Ein weiterer Termin bei dem Neurochirurg, der mir so viel Hoffnungen gemacht hat, er hat in der Zwischenzeit kalte Füße bekommen. Er sagt zu mir,»ich habe mir das überlegt, ich operiere sie nicht. Was denken sie, sie haben eine riesige Eindellung am Rücken und ein erhebliches Infektionsrisiko, ich lehne diese Operation ab«. In mir bricht eine Welt zusammen, abgelehnt, er lehnt die Operation ab, weil es für ihn ein zu großes Risiko ist. Aber es ist doch meine Delle am Rücken, mein Infektionsrisiko, da muss ich doch für mich entscheiden, ob ich das Wagnis eingehe, bedeppert fahre ich nach Hause. Manchmal schreie ich laut im Auto, um meine Verzweiflung raus zu lassen. Inzwischen ist wieder ein Jahreswechsel, wir haben aktuell das Jahr 2011.

## Ärzte

Das Vertrauen zu den Ärzten ist jedoch bereits beschädigt, mehr und mehr keimt der Gedanke in mir, sie wissen nichts diese Ärzte.

Ich bemerke, komme ich mit einer MRT- Aufnahme zu ihnen, wollen sie immer erst den Befund haben. Die Bilder haben sie sich oft überhaupt nicht angesehen, wenn in dem Bericht keine vernünftige Diagnose steht, dann habe ich Pech. Sie versuchen, auch wiederholt mir einzureden, dass die Multiple Sklerose an meinen Beschwerden schuld ist. Ich denke, das machen sie nur, weil Ihnen nix Besseres einfällt, sie keine Lust haben sich eingehend damit auseinanderzusetzen.

Zu diesem Zeitpunkt glaube ich immer noch an das Gute im Arzt, aber inzwischen habe ich gelernt, sie verfügen oft nicht über das nötige Fachwissen, um zu einer vernünftigen Diagnose zu kommen. Es ist ja auch nicht das Mindeste an mir zu verdienen.

Ich kann noch nicht einmal an einer Studie wegen der Medikamentenallergie teilnehmen. Ich kann mir all diese Arztbesuche sparen, sie waren sinnlos, ich bin gegangen, wie ich gekommen bin. Bei meinem Neurologen soll ich einmal an einer Studie ohne Medikamente teilnehmen. Ich muss ellenlange Formulare ausfüllen, es gibt seitenlange Erklärungen für die Analyse. Der Arzt setzt mich nach Abschluss der Studie ausführlich über den Ausgang meiner Beurteilung in Kenntnis. Ich habe nie wieder etwas über diese Studie gehört, er wird das Geld hierfür kassiert haben und gut ist.

Ja, dafür werden unsere Krankenkassenbeiträge raus geballert. Fast alle Ärzte sind begierig, dass man an einer Studie teilnimmt, das ist offensichtlich das Einzige, wie es aussieht, wo etwas zu verdienen ist.

Früher hat der Doktor gefragt, was führt sie zu mir und man hat ihm die Beschwerden geschildert. Je nach Krankheitsbild folgt eine Blutabnahme, Blutdruck messen, Lunge, Herztöne abhören, in Mund, Nase und Ohren sehen, also Sicht- Tast- und Hörbefund. Anschließend wird besprochen, welche Behandlung für die gefundenen Beschwerden eingeleitet wird.

Heute kommen sie zum Arzt, müssen zu Beginn ein Formular ausfüllen, auf dem sie nach allen möglichen Krankheiten befragt werden. Im Anhang ein Blatt, auf dem die IGel Leistungen stehen, erst dann wird man zum Arzt vorgelassen. Er sitzt an seinem Computer und bewegt sich keinen Zentimeter davon weg, nach der Schilderung der Beschwerden, greift er zum Rezeptblock, er schreibt einem ein Medikament auf, oder gibt einen gelben Schein (Krankschreibung).

Manchmal denke ich, die Ärzte haben Angst sich anzustecken, deshalb fassen sie einen nicht mehr an. Ich muss im Jahre 2010 dreimal in einer Woche in ein Institut zum MRT, jedes Mal fülle ich einen Bogen über Krankheiten aus und ob ich Kontrastmittel vertrage.

Ich werde aufgerufen, der Arzt klärt mich über die Untersuchung auf. Er fragt mich genau das gleiche, was ich eben auf dem Formular in der Anmeldung schriftlich beantworte.

Beim dritten Termin innerhalb einer Woche weigere ich mich, den Fragebogen auszufüllen, denn wenn der Arzt ihn nicht liest, welchen Sinn hat das Formular. Sie benötigen es nur, um sich bei etwaigen Zwischenfällen gegen Regressansprüche abzusichern. Ja dann müssen sie es auch lesen, gegebenenfalls noch ein paar Fragen zu den Krankheiten stellen und nicht jede einzelne Frage wie im Fragebogen noch einmal wiederholen. Ein anderes Mal verweile ich bei einem Arzt, der spricht so langsam, dass ich ihm, ohne es zu wollen, dauernd ins Wort falle.

Er beschwert sich bei mir, ich möchte ihm nicht ständig ins Wort fallen, ich will ihn nicht über den Mund fahren, aber ich denke immer, er ist fertig mit seiner Ausführung. So sehr ich mich auch bemühe, es gelingt mir nicht, ihn nicht zu unterbrechen, weil ich nicht so langsam denken kann. Etwas Ähnliches habe ich in der Sesamstraße gesehen. Da läuft ein sehr langsamer Mann den Weg entlang und weiter hinten kommt ein schneller Mann angelaufen. Sagt der Schnelle zu dem Langsamen, »na wie geht es dir«, noch bevor der Langsame antworten kann, ist der Schnelle weg. Diese Szene geht mir partout nicht aus dem Kopf. Ich bin dann nicht mehr zu diesem Arzt hingegangen.

## Universitätsklinik

Weil der Internist der Meinung ist, dort gibt es hervorragende Fachärzte für meine Beschwerden, schleppe ich mich voller Hoffnung mit den Unterlagen in diese Klinik. Trotz Termin muss ich noch eine Stunde abwarten. In der Zwischenzeit hat man mich über die Klimaanlage auf gefühlte zehn Grad minus herunter gekühlt. Ach ja, mein Wärmeempfinden ist auch gestört, mir ist immer eiskalt, aber dort ist es in der Tat unerträglich.Dann kommt eine Ärztin, sieht sich meine

Unterlagen an, sie meint,»na ja, dass mit den Schmerzen liegt an dem Iliosakralgelenk/Verbindung der Wirbelsäule mit dem Becken. Wir nehmen sie stationär auf, legen ihnen dort ein Medikamentendepot ein, damit sie keine Schmerzen mehr haben«. Als ich ihr sagte, dass dies ein völlig neues Untersuchungsergebnis ist, antwortet sie mir, in einem schnippischen Ton, schaut dabei aus dem Fenster, dass die anderen Ärzte halt die falsche Diagnose gestellt haben.»Wenn sie mir nicht glauben, kann ich ja einen Kollegen von der Station holen«, gesagt, getan. Ich muss rausgehen, sie ruft ihren Kollegen an.

Dieser Arzt ist von ihr, wie man merkt, bereits geimpft worden. Er begrüßt mich gleich mit den Worten,»die Kollegin hat ihnen ja schon mal erklärt, was sie haben«. Auf meinen Einwand, dass das eine völlig neue Diagnose ist, sie nur das Lipom, das auf den MRT-Aufnahmen zu sehen ist, befunden sollen, das womöglich für die gesundheitlichen Einschränkungen ursächlich ist. Dafür handele ich mir geräuschvolles Gelächter ein«.

Ein Lipom kann solche Beschwerden nicht machen, da es gutartig ist«. Meinen Einwand, dass es aber eine Raumforderung im Körper ist, wischen sie sofort vom Tisch. Ich bin keine ängstliche Person und sage ihnen, dass ich mit ihrer Diagnose nicht einverstanden bin, ich verlasse die Klinik. Nach solchen Krankenhaus oder Arztbesuchen falle ich immer in ein tiefes Loch, totale Ratlosigkeit ist in meinem Kopf.

## Aktuelle Beschwerden 2

Mein Körper ist nicht mehr im Gleichgewicht, ich habe kein Gefühl für die Mitte des Körpers. Meine Beine schlenkern am Körper hin und her, ohne dass ich sie unter Kontrolle bekomme. Am Rumpf besitze ich fast keine Beweglichkeit mehr, ich kann das Becken nicht kippen die Hüften nicht schwingen. Abrupt den Kopf zu drehen, hat mich unweigerlich, zum Sturz gebracht.

Langes Sitzen, Stehen und Laufen, verursacht in der Wirbelsäule eine Kompression, die in die Beine geht, mich nicht mehr laufen lässt. Es ist, als blase man Luft in die Wirbelsäule, die sich bei jedem Schritt verdichtet. Die Waden werden zusammengepresst und der rechte Fuß bekommt einen Spasmus, der es mir nicht mehr ermöglicht den Fuß gerade auf den Boden zu stellen.

Linderung für diese Beschwerden bringt nur Liegen auf der rechten Seite oder Sitzen in einer bestimmten Sitzhöhe. Genau genommen bin ich nicht mehr lebensfähig, aber ich kämpfe, gegen meine Krankheit, die noch keinen Namen hat, ungeachtet der unwissenden Ärzte, für mich und meinen Körper, trotze allen Schwierigkeiten, die das Leben mir bietet. Ich fühle mich wie in einer Zwangsjacke, nur das man mir nicht die Arme, sondern die Beine zusammengebunden hat. Oft denke ich, wenn es so weiter geht, wird man mir auch noch das Gehirn herausblasen. Bei näherer Betrachtung ist das vielleicht nicht so tragisch, dann brauche ich mir keine Gedanken mehr über meinen jetzigen Zustand zu machen.

Im Jahre 2011 versuche ich noch einmal, alle Kräfte zu mobilisieren. Ich stolpere weiter regelmäßig zweimal die Woche zur Krankengymnastik, mache jeden Morgen zu Hause Gymnastik am Boden, auf dem Gymnastikball, auf einem Stuhl um mich trotz alledem fit zu halten. Meine Physiotherapeutin stellt mich immer wieder auf das Laufband, um die Koordination und die Ausdauer der Beine zu beobachten. Ich soll nach Möglichkeit nicht die Haltestangen benutzen, aber das ist von mir immer nur zwei drei Schritte durchführbar, dann falle ich rechts oder links gegen die Stange. Das Laufen auf dem Band hört sich eher an, als wenn ich ein Holzbein habe.

Es macht am rechten Fuß immer ein plumpes platschendes Geräusch, also mit dem linken Fuß ein Auftippen und rechts platsch. Zu der Zeit gelingt es mir noch recht gut, am Boden auf der Gymnastikmatte alle mir gestellten Übungen auszuführen. Es ist wie in einem Hamsterrad, so sehr ich auch versuche, in eine andere Richtung zu laufen, es gelingt mir nicht auszubrechen.

## Neuer Orthopäde

Ich bin immer noch auf der Suche, nach einem Arzt der mir meine Beschwerden lindern oder heilen kann. Deshalb suche ich einen von meiner Schwester empfohlenen Orthopäden auf, der mir auch versichert, ein Lipom kann solche Probleme nicht machen. Ach, beinahe hätte ich es vergessen, dass der Rückenpapst von 2010 mich noch zum Endokrinologen schickt, da ich fast kein Vitamin D in meinem Blut habe. Was ja auch nicht weiter verwunderlich ist, ich halte mich ja fast nur noch in Räumen fernab der Sonne auf, die mir den Wirkstoff, wieder auffüllen kann. Der Arzt verordnet mir, Dekristol 20.000 Einheiten Vitamin D was ich nach wie vor nehme und vertrage. Ich schleppe mich dann durch das Jahr 2011, taumle immer wieder zu den Ärzten, um ihnen mein Leid zu Klagen und unverrichteter Dinge wieder von dannen zu ziehen. Ich pendle zwischen dem Internisten, Orthopäden sowie Lungenarzt hin und her. Niemals hätte ich mir früher vorstellen können innerhalb eines Jahres zu so vielen Ärzten zu gehen. Was bleibt mir auch anderes übrig, kein Arzt hat bisher eine Diagnose für meine Krankheit gefunden. Zwei Jahre meines Lebens verschwende ich bereits ohne ein Licht am Horizont zu sehen.

## Lungenarzt

Mit diesem Absatz versuche ich, anderen Patienten die Angst vor Krankheiten zu nehmen, meine Mutter sagt immer; »es wird alles nicht so heiß gegessen, wie es gekocht wird«. Und so ist es auch mit Erkrankungen, natürlich gibt es viele, die unheilbar sind. Gleichwohl gibt es Krankheiten, die sich schrecklich anhören, mit denen man aber leben kann.

Es gibt nur zwei Möglichkeiten damit umzugehen. Entweder möchte man nicht wissen, was man hat und vertraut dem Arzt. Begibt sich in seine Hände, ohne was zu hinterfragen, nimmt die verschriebenen Medikamente und gut ist. Oder sie befassen sich mit der Krankheit nehmen nicht alles so hin, können dadurch mit dem Arzt Behandlungsverläufe beeinflussen. Das geht natürlich nur, wenn der Arzt die Krankheit diagnostiziert, in meinem Fall ist es, als wenn ich gegen Windmühlenflügel kämpfe. In der Vergangenheit fühlte ich mich von den Medizinern immer gut betreut.

Nie komme ich auf die Idee, einmal so einsam da zu stehen, darum buhlen zu müssen, dass ein Arzt die tatsächliche Diagnose zu meinen Beschwerden stellt. Zum besseren Verständnis muss ich mit meiner Krankengeschichte in die Vergangenheit zurückgehen.

Wegen des bullösen Lungenemphysems war ich seit 28 Jahren bei einem fachlich und menschlich hervorragenden Lungenarzt in Kreuzberg in Behandlung, der bedauerlicherweise in Rente geht. Solche Ärzte gibt es mittlerweile kaum noch. Einmal ist mein Arzt für mich mit meinen Krankenunterlagen bewaffnet in die Lungenklinik Buch gefahren, um mich dort anzumelden und mit den Ärzten abzustimmen, wie sie mich mit der kaputten Lunge behandeln sollen. Welcher Arzt macht so etwas heute noch? Nach den Lungenoperationen im Jahr 1984 und 85 bin ich bei dem oben erwähnten Lungenarzt in fähigen Händen.Weihnachten 1984 liege ich bei meiner ersten Lungenoperation unter Vollnarkose im Krankenhaus. Mir ist von der Narkose kotzübel. Meine damalige Lungenchirurgin schaut noch einmal nach mir, bevor sie in den Weihnachtsurlaub geht. Ich frage, »können sie mir was gegen die Übelkeit geben«. Sie kommt mit einem Löffel Zucker zurück, auf den sie zwanzig Tropfen eines Medikaments geträufelt hat, gibt mir das gegen die Übelkeit.

Von da an habe ich keine Erinnerung mehr, mein damaliger Ehemann erzählt mir hinterher, dass man ihn angerufen hat, weil ich momentan nicht mehr ansprechbar bin. Als mein Mann mich besucht, soll ich ihn immer gefragt haben: »Wer sind Sie denn«?

Dieser Zustand hält ein paar Tage an, ich weiß nicht, was die Ärzte damals dagegen unternommen haben. Nach der Operation fahre ich erst mal mit meiner Familie und unseren türkischen Nachbarn Seren und Gülen, für fünf Wochen in ihre Heimat in die Türkei.

Während des Urlaubs bekomme ich einen Pneumothorax des linken Lungenflügels, bei dem man absolute Atemnot hat. Damit fahren wir unter dramatischen Umständen noch Kilometer weit mit dem Auto, bis wir ein Krankenhaus erreichen. Mitten in der Nacht kommen wir dort an, mein Nachbar Seren sucht in den leeren Gängen nach Personal. Wie aus dem nichts taucht plötzlich eine Krankenschwester in einem zerknitterten Kittel auf und spricht mit Seren, anschließend holt sie einen Arzt, der auch nicht fitter aussieht als seine Mitarbeiterin. Ich verstehe nicht, was sie reden, Seren übersetzt mir, das in diesem Krankenhaus nicht alle medizinischen Bereiche abgedeckt werden. Ich merke schon lange, dass etwas mit meiner Lunge nicht stimmt, es offensichtlich wieder ein Pneumothorax ist. Ich entscheide mich deshalb gegen das Krankenhaus, weil es nicht alle Bereiche abdeckt.

Die nächste Klinik ist weit entfernt, wir fahren durch die Nacht bis wir an einem besser ausgestatteten Krankenhaus ankommen, mein Gesundheitszustand ist inzwischen desolat. Zu Beginn wird eine Röntgenplatte gemacht, ohne mir eine Bleischürze umzuhängen. Aufgrund der Sprachschwierigkeiten kann ich mich nicht verständlich machen, aber ich hatte auch keine Schürze irgendwo hängen sehen.

Bei dem Betrachten meiner Röntgenbilder herrscht anschließend eine ungeheure Aufregung, der behandelnde Arzt sagt immer nur »ab nach Deutschland«. Sie verfügen zu dem damaligen Zeitpunkt noch nicht über eine Thoraxdrainage. Zum Glück habe ich eine Reiserückholversicherung beim ADAC abgeschlossen, mein Mann ruft dort an, dann wird alles Weitere über die Versicherung organisiert.

Sie telefonieren circa eine Stunde ununterbrochen mit dem Arzt. Ich höre immer, wie er sagt, »ab nach Deutschland«, wie ich bemerke, kann der Arzt auch kein Englisch. Seren erklärt mir, dass der ADAC einen Rettungsflug organisiert und ich zum Flughafen muss. Der Flughafen ist 190 Kilometer entfernt, ich soll mit dem Sanitätsauto transportiert werden. Als ich die abgefahrenen Reifen des Krankenwagens betrachte, entschließe ich mich, dass wir mit unserem Auto fahren. Mir ist bewusst, dass bei einer so langen Autofahrt, Lebensgefahr bei einem Spannungspneumothorax besteht. Deshalb übersetzt Seren dem behandelnden Arzt, ich benötige eine Spritze mit einer dicken Nadel, für den Notfall eines Pneus, bei dem ein Überdruck im Brustkorb entsteht, der das Herz komprimiert und es nicht mehr schlagen kann. Ich erkläre meinem Mann, wie er die Spritze im Brustkorb einstechen muss, anschließend die Kanüle entfernen, damit über die verbliebene Nadel der Druck entweichen kann. Der Arme ist deutlich weiß um die Nase, wir hoffen alle, dass es nicht dazu kommt. Nach einer Stunde Wartezeit am Flughafen kommt ein Rettungsflugzeug, um mich abzuholen. Ein Ärzteteam erwartet mich in der Abflughalle, sie sehen sich meine Röntgenbilder an, sie sagen an Hand der Aufnahmen bin ich nicht flugfähig. Ich bettle sie an, mich mitzunehmen, weil der Arzt im Krankenhaus gesagt hat, sie haben nicht die Möglichkeit mich dort zu behandeln. Nach langem Hin und Her entschließt der Pilot sich, extrem niedrig zu fliegen, damit meine Lunge den Druck im Flugzeug aushält.

Bei der Einreise in die Türkei, ist an der Grenze ein Fehler passiert, unser PKW wird in den Pass meines Sohnes eingestempelt. Aus diesem Grund kann mein Sohn nicht mit mir fliegen, sondern muss bei meinem Mann bleiben, damit beide wieder mit dem Auto aus der Türkei ausreisen können. Das Rettungsflugzeug ist mit einem kompletten Operationssaal ausgestattet, der bereits für mich vorbereitet ist. Bei einer Verschlechterung meines Zustands hätte man eine Notoperation durchgeführt und mir eine Thoraxdrainage gelegt. Wir fliegen über Griechenland, wo in diesem Jahr enorme Waldbrände wüten.

Da ich direkt an einem Fenster liege, kann ich dieses Schauspiel beobachten. Plötzlich macht das Flugzeug einen heftigen Schlenker in die Höhe, dass ich beinahe von der Behandlungsliege rutsche, zum Glück hatte ich mich daran festgeklammert. Der Pilot hat fast einen Berg gerammt, weil er wegen dem Druckausgleich so tief fliegt. Leider können wir wegen des Viermächteabkommens mit dem Flugzeug nicht nach Berlin fliegen, sondern müssen auf einem Flughafen landen, der direkt an dem Krankenhaus in München Harlaching ist. Weil ich meine Familie in der Türkei zurücklassen muss, will ich schnellstmöglich nach Berlin. Um mich dort im Krankenhaus Heckeshorn operieren zu lassen, ich dann auch von meiner Familie Besuch empfangen kann. Deshalb lehne ich eine Operation in München Harlaching ab, ich will mich mit dem Krankenwagen nach Berlin fahren lassen. Der Oberarzt ist damit nicht einverstanden, ich glaube, er hat ein Problem mit mir, da ich aus Berlin komme. Ich soll es mir bis zum nächsten Tag überlegen, mich dort operieren zu lassen.

Ich liege in meinem Bett, es geht mir hundeelend. Plötzlich stolpert mein Herz, mal schlägt es schnell hintereinander, dann lange gar nicht mehr. Ich bekomme noch weniger Luft, als ich ohnehin schon habe. Jetzt bekomme ich es mit der Angst zu tun und klingele nach der Schwester.

Sofort werde ich zum Röntgen gefahren. Wie bereits befürchtet, hatte ich einen lebensbedrohenden Spannungspneumothorax. Man bringt mich sogleich in den Operationssaal. Ich sagte dem Oberarzt, dass ich unbedingt nach Berlin will, er möchte mir eine Thoraxdrainage legen, um die Lebensgefahr zu bannen und dann den Krankenwagen bestellen. Unter meckern und murren legte mir der Oberarzt die Drainage, ich werde zurück in mein Zimmer gebracht. Mit der Thoraxdrainage geht es mir wieder etwas besser. Am nächsten Morgen erhalte ich die Nachricht, durch die Thoraxdrainage reicht ein normaler Krankenwagen nicht aus.

Sie haben nur einen Spezialkrankenwagen der über eine Saugvorrichtung für die Thoraxdrainage verfügt und der sei momentan besetzt. Ich muss jetzt noch zwei Tage abwarten, bis der Krankenwagen mich abholt. Auf dem Transport begleiten mich ein Arzt und ein Krankenpfleger, der auch den Wagen fährt.

Vor der Zonengrenze macht die Krankenwagenbesatzung auf einen Rastplatz noch eine Pause, sie fragen mich, »ob ich mitgehen will«. Na prima, erstens bin ich so kraftlos, dass ich es nicht bis in den Rasthof schaffe, außerdem habe ich das schicke Krankenhaus – Flatterhemd an, das hinten offen ist. Ich muss daher die Frage mit nein beantworten. Dann fahren wir über die Transitstrecke nach Berlin direkt ins Krankenhaus Heckeshorn.

Das Personal ist bereits auf meine Ankunft vorbereitet, sie stehen am Tor und winken mir zu. Eine Schwester sagt zu mir: »Na Kleene, willkommen in der Heimat«. Mir fällt ein Stein vom Herzen, dort anzukommen, ich habe so viel Vertrauen zu den Ärzten und dem übrigen Personal, dass es sich anfühlt, als wenn ich nach Hause komme. Ich bekomme ein Bett in einem Einzelzimmer, merke jetzt, dass ich fix und fertig bin. Die Krankenschwester kommt ins Zimmer und sagt: »Der Nagellack muss ab, wegen der Narkose«.

Ein Stück von dem Bett entfernt steht die Reisetasche, darin ist mein Nagellackentferner. In meinem Kopf ist nur noch der Gedanke, du musst den Lack abmachen, ich bin so entkräftet, dass ich zu Boden sinke. Ich krabbel auf allen vieren zur Reisetasche, entferne den Nagellack von meinen Fingernägeln, in dem Moment kommt die Schwester zurück, sie hat Nagellackentferner geholt. Sie hebt mich vom Boden auf, legt mich unter Kopfschütteln ins Bett.Ich soll gleich in den Operationssaal, aber da fällt mir ein, dass ja niemand von meinen Angehörigen weiß, dass ich in Berlin bin, alle denken, ich sei im Urlaub. Damals gab es noch keine Handys, man gestattet mir, vom Arztzimmer aus zu telefonieren. Meine Mutter kann ich nicht erreichen, aber meine Schwester geht ans Telefon. Als sie meine Stimme hört, ist sie erfreut und fragt mich, wie es mir in der Türkei gefalle. Ich sage zu ihr, »ich bin nicht in der Türkei«, ich merke, wie sie eine Atempause macht, sie sagt »wo ich denn sonst sei«. »Na in Berlin Heckeshorn, meine Lunge ist wieder zusammengefallen, ich muss jetzt operiert werden«. Ich füge hinzu, dass mein Mann und mein Sohn noch in der Türkei sind wegen dem Autostempel im Pass meines Sohnes.

Ich muss das Gespräch beenden, da die Operationsschwester ruft, dass ich in den Operationssaal muss. Bei dieser Lungenoperation 1985 nehme ich keine Schmerztabletten nach der Operation.

Da ich bereits bei der ersten Operation meine Erfahrung mit Tramadol gemacht hatte, was mich in einen tranceartigen Zustand versetzt hat, mit allen Nebenwirkungen, die so ein Medikament verursachen kann.

Da halte ich die überaus extremen postoperativen Schmerzen aus, in dem ich Musik höre, die damals noch von einem Walkman kommt. Nach der Operation klingelt es um ein Uhr nachts auf der Intensivstation, ich höre lautes Stimmengewirr, auf einmal steht mein Mann im Zimmer.

Er ist mit unserem Sohn nach drei Tagen Autofahrt aus der Türkei, direkt zu mir ins Krankenhaus gekommen, weil er in Sorge ist, wegen meines Gesundheitszustandes. Er sieht aus wie ein Kesselflicker, unrasiert mit wirrem Haar. Ich freue mich sehr, ihn zu sehen, aber ich bin noch nicht Herrin meiner Sinne durch die Narkose und denke am Morgen, ich hatte das alles geträumt.


## Gesundheitssystem

Ich denke, die Kosten für das Gesundheitssystem sind heute so hoch, dass sich die Politiker nicht von den Pharmakonzernen abnabeln können, ohne diese Unternehmen haben sie weniger Steuereinnahmen. Die Pharmaindustrie sponsert viele Forschungsprojekte, um ihre überteuerten Arzneimittel loszuwerden. Ich finde es absolut nicht in Ordnung, dass die Konzerne unzählige Medikamente in zigfacher Ausfertigung herstellen, ein paar weniger genügen auch. Bei zahlreichen Studien erschrecke ich immer, dass so wenige Personen daran teilnehmen, diese Auswertungen trotzdem als Aussage für solche Forschungen hingenommen werden.

Viele Arzneimittel-Studien sind Augenwischerei, weil Fachzeitschriften nicht über den Nachteil von den Medikamenten berichten können, da die Pharmaindustrie in Ihren Medien Werbung schaltet, von denen die Zeitschriften leben. Studien, die nur von der Pharmaindustrie (einzelne Firmen) finanziert werden und deren Ergebnisse nicht gewünscht sind, werden einfach gar nicht erst veröffentlicht. Keines der renommierten Magazine kann es sich leisten, auf die Einnahmen zu verzichten,Neue medizinische Erkenntnisse, die in den Medien bekannt gegeben werden, erzeugen beim Menschen die Hoffnung im Falle einer Krankheit von den Neuerungen profitieren zu können.

Es dauert viele Jahre bis Jahrzehnte, bis diese Erkenntnisse bei mir als Patient ankommen. Unser Problem ist der Zustand der Medizin, die Ärzte beschäftigen sich mit der Forschung und der Weiterbildung, weil diese Einnahmen bescheren, dass sie darüber den Patienten vergessen. Nur wenige Ärzte machen sich die Mühe zu überlegen, weshalb der Patient diese Gesundheitsprobleme hat, sondern er verschreibt kurzer Hand ein Medikament, um die Beschwerden zu mildern oder auszuschalten.

Sollten die Mittel nicht helfen, so verschreibt er eben andere, immer noch in der Unkenntnis, warum der Kranke diese Krankheitszeichen hat. Es ist für den Patienten absolut nicht erstrebenswert, erneut gesundheitliche Probleme durch die Nebenwirkungen der Medikamente zu bekommen.

Dann ist womöglich das Bein wieder in Ordnung, aber der Magen lädiert. Welchen potenziellen Nutzen hat der Patient dadurch? Keinen, nur wenn der Arzt herausfindet, warum das Bein Probleme macht, kann er eine gezielte Behandlung beginnen. Aber »Time is

Money«, nach diesem Grundsatz betreibt man heute unsere Medizin. Nicht jede Krankheit oder Unwohlsein muss mit hoch dosierten Medikamenten behandelt werden. Kleine Beschwerden kann man mit alten Hausmitteln oder homöopathisch behandeln, man muss nicht gleich mit Kanonen auf Spatzen schießen.

Patienten umsichtig zu behandeln kostet Zeit und bringt kein Geld. Nimmt der Arzt an Pharmastudien teil, bringt das Geld ein, er muss nur einer bestimmten Anzahl Patienten das Mittel verschreiben. Oft kann ich beobachten, auch wenn das Wartezimmer noch so voll ist, Vertreter der Pharmaindustrie werden immer zwischendurch aufgerufen damit die Kasse klingelt. Viel bedeutsamer ist es zu forschen, warum diese Krankheiten entstehen, wie sie sich entwickeln, was man gegebenenfalls im Vorfeld machen kann, um den Ausbruch auszuschließen. Damit ist kein Geld zu verdienen, es ist deshalb nicht interessant, darüber zu forschen. Es kann uns aber überaus viel Leid ersparen. Seit Jahren werden keine zeitgemäßen Antibiotika erforscht, weil es für die pharmazeutische Industrie nicht lohnenswert ist, da sie nicht so oft verschrieben werden.

Es werden allgemein zu viele Medikamente verschrieben. Obwohl wir nicht so eine Menge Medikamente brauchen, da wir über die Ernährung bereits im Überfluss Antibiotika zu uns nehmen. Ich zum Beispiel habe seit Jahrzehnten kaum eine Erkältung trotz meiner geschwächten Abwehr. Von Geburt an ein zu schwaches Lungengewebe, multiple Sklerose und jetzt frisst irgendetwas an meinen Nerven und lässt mich nicht mehr laufen.

Wer weiß, warum ich so viele Allergien bekomme, vermutlich, weil ich über die Nahrung ständig Medikamente zu mir nehme, die ich nicht vertrage. Da aber die Dosierungen niedrig sind, hat mein Körper nicht heftig darauf reagiert, wie sonst bei hoch dosierten Arzneimitteln aus der Apotheke. Viele Forschungsprojekte kommen nicht zustande, wenn diese nicht durch Stiftungen unterstützt werden, ich bin jedes Mal entzückt, wenn durch erfolgreiche Forschung ein bahnbrechender Erfolg gelingt.

Nehmen wir die Fallschirmventile, die für COPD Kranke vor Jahren auf den Markt kamen. Meine Schwester ist daran erkrankt, ich kann die Entwicklung hautnah miterleben und kann deshalb davon berichten. Die Ventile sehen aus wie kleine Orgelpfeifen, die 4- 7mm lang sind. Um die Funktionsweise der Ventile zu verstehen, muss ich näher auf diese Krankheit eingehen.

Eine COPD fängt immer mit einer nicht obstruktiven Bronchitis an die Unmengen an zähem Schleim produziert. Das Flimmerhärchen, das für den Abtransport der Schadstoffe aus der Lunge zuständig ist, ist irritiert, dadurch ist die Atmung erschwert.

Ich denke, dass jeder einmal in seinem Leben bei einer Erkältung damit Bekanntschaft gemacht hat, das Atmen fällt schwer, man hustet sich die Seele aus dem Leib. Diese Entzündung der Bronchien lässt sich heilen.

Eine chronisch obstruktive Bronchitis ist die eigentliche COPD, sie zerstört die Bronchialschleimhaut, in dem die Lungenbläschen, die für den Gasaustausch zuständig sind, zu Grunde gehen, sodass wir nicht genug Atemluft ausatmen können. Es verbleibt also immer ein Rest Atemluft in der Lunge. Wenn wir den nächsten Atemzug machen, können wir deshalb nicht genügend Luft einatmen. Dadurch wird der Körper nicht ausreichend mit Sauerstoff versorgt, wir bekommen Atemnot. Bei Fortschreiten der Erkrankung brauchen wir neben den Medikamenten ein Sauerstoffgerät, aus dem uns Sauerstoff zugeführt wird, um uns das Atmen zu erleichtern. Diese Krankheit entsteht durch Luftverschmutzung, Rauchen und andere Faktoren. Wenn ein Sauerstoffgerät nicht mehr ausreicht, kommen die Fallschirmventile ins Spiel. Um in den Genuss der Ventile zu kommen, muss man mit dem Rauchen aufhören.

Bei meiner Schwester hat sich die Lebensqualität, nach der Operation wesentlich verbessert. Sie werden mithilfe eines Endoskops in die Bronchien eingepflanzt. Das bedeutet, durch die Ventile entweicht die in der Lunge verbliebene Rest-Atemluft, dadurch können wir tiefer einatmen. Die vermehrte Luft versorgt den Körper wieder ausreichend, mit Sauerstoff, der über die Blutbahn durch unseren Organismus transportiert wird. Die Ventile werden in die nicht beatmeten aber noch Funktionstüchtigen Anteile der Lunge eingesetzt, um den Totraum zu entlüften. Sie haben den Mechanismus, sich beim Einatmen zu schließen, sodass keine zusätzliche Atemluft über die Ventile in die nicht mehr beatmeten Teile einströmen kann, sie öffnen sich beim Ausatmen und die übrig gebliebene Luft entweicht.

Diese recht simple Operationsmethode verhilft vielen Menschen zu einem halbwegs erträglichen Leben und kann rückgängig gemacht werden, indem man die Ventile wieder entfernt. Falls deren Anzahl nicht ausreichend ist, kann man mehr Ventile einsetzen. Es ist kein Allheilmittel, aber lindert die Erkrankung enorm. Anfänglich sind viele Lungenkliniken und niedergelassene Lungenärzte dagegen, weil sie sich keineswegs genug mit der unbekannten Methode auseinandergesetzt haben, inzwischen gehört es zum Standard, falls andere Maßnahmen scheitern. Diese Entlüftungsventile lösen mittlerweile die offenen Lungenoperationen weitgehend ab, bei denen der Totraum in der Lunge chirurgisch entfernt wird, also der Lungenflügel verkleinert wird.

Diese Operationen sind risikoreich und etliche Kranke versterben. Wenn nichts mehr hilft, bleibt nur eine Lungentransplantation. Viele Organtransplantationen finden nur bis zu einer festgelegten Altersklasse statt, dass oft je nach Körperorgan bei 55 Jahren liegt. Ältere Patienten bekommen keineswegs solche teuren, knappen Organe. Die Krankenkassen vertreten die Meinung, es lohnt sich aufgrund des Lebensalters nicht mehr, oder man bekommt gegebenenfalls Organe von anderen verstorbenen älteren Personen, deren Funktionsweise fraglich ist. Meine Schwester kann nach der Operation, zwar noch im Rollstuhl, mit einem Sauerstoffgerät bewaffnet, an meiner Geburtstagsfeier teilnehmen. Das konnte sie zuvor seit vielen Jahren nicht mehr. Da ich bereits im vorherigen Absatz über die Fallschirmventile bei COPD Kranken berichte, bei denen ja auch ein Emphysem besteht, muss ich hier noch einmal näher darauf eingehen. Bei diesem Lungenemphysem sind die Lungenbläschen nicht mehr in der Lage den Sauerstoff zu transportieren. Weil der Austausch zwischen reiner Atemluft und verbrauchte Atemluft nicht mehr ausreichend stattfindet.

Bei meinem bullösen Emphysem wird ein kleines Lungenbläschen so groß, bis es zerplatzt und man hat einen Pneumothorax. Stellt euch vor, eine winzig kleine Blase wird aufgeblasen wie ein Luftballon, das kennen wir alle, blasen wir den Ballon zu groß auf, zerplatzt er. So ist es auch mit dem Lungenbläschen, man bekommt einen Lungenriss. Der Lungenriss verursacht Atembeschwerden. Der Arzt kann beim Abhören nur verminderte Atemgeräusche feststellen, wenn er den Rücken abklopft, ist der Klopfschall verändert. Im Röntgenbild kann man den Riss erkennen, dieser stellt sich dunkel ohne Gefäßzeichnungen dar.

Wir atmen ein, die Atemluft strömt in unsere Lunge, versorgt unseren Körper mit Sauerstoff. Dann findet der Gasaustausch statt, wir atmen die verbrauchte Luft wieder aus. Im Fall eines Lungenrisses (Pneumothorax) geht ein Teil der eingeatmeten Luft durch den Riss zwischen Lunge und Rippenfell. Die Lunge haftet dort mittels eines Flüssigkeitsfilms am Rippenfell. Durch diesen Lufteintritt wird der Flüssigkeitsfilm unterbrochen und die Lunge löst sich vom Rippenfell ab. Um die Funktionsweise zu verstehen, nehme man eine kleine Glasscheibe macht ein Tropfen Wasser darauf und legt eine zweite Scheibe oben auf. Durch den Wassertropfen ist man nicht in der Lage, die Scheiben gerade auseinanderzunehmen. Sie saugen sich durch den Flüssigkeitsfilm, der sich zwischen den Glasplatten bildet, aneinander fest und lassen sich nur durch seitliches Verschieben voneinander lösen. Genauso ist es bei der Lunge, sie hält sich durch einen Flüssigkeitsfilm an unserem Rippenfell im Brustkorb fest, allerdings ist sie seitlich verschiebbar, durch die seitliche Verschiebbarkeit kann die Lunge sich beim Einatmen ausdehnen.

Je nachdem wie viel Luft durch den Riss eintritt, löst sich nur ein kleiner Teil der Lunge ab oder es kommt zu einem Totalkollaps, der gesamte Lungenflügel fällt zusammen. Minimale Lufteintritte resorbieren sich selbstständig innerhalb von Tagen.

Dieser Lufteintritt zwischen Lunge und Rippenfell ist ein raumfordernder Prozess, der da nicht hingehört. Und wird von unserer eigenen Körperabwehr über die Lymphe oder Blutbahn beseitigt. Es heilt also unter ärztlicher Aufsicht selbstständig aus.

Resorbiert die Luft sich nicht, muss sie abgesaugt werden. Das geschieht mittels einer Thoraxdrainage, da wird je nach Lage des Lufteintritts seitlich am Rippenbogen ein kleiner Hautschnitt gemacht, durch den ein kleines Rohr als Einführhilfe für den Drainageschlauch geschoben wird. Durch das Rohr wird der Drainageschlauch zwischen Lunge und Rippenfell eingeführt. Das Rohr wird entfernt, der Schlauch an der Haut mit zwei Stichen gegen rausrutschen festgenäht. Das andere Ende des Schlauches kommt an eine Drainage. Die mit einem Gerät verbunden ist, das einen Sog erzeugt und die Lunge am Rippenfell hochhält, damit sie nicht wieder zusammenfällt, weil der Flüssigkeitsfilm fehlt.

Da der Drainageschlauch ein Fremdkörper im Gewebe ist, bildet der Körper zur Abwehr einen Fibrinkleber, dieser Fibrinkleber entsteht auch, um den Lungenriss zu kitten. Wenn der Riss verheilt ist, wird der Schlauch gezogen. Die Lunge ist dann durch das Fibrin und Vernarbungen am Rippenfell fixiert sie fällt nicht mehr zusammen. Ich hatte bereits 7 Mal einen Pneumothorax, darf wegen des kümmerlichen Lungengewebes keine Vollnarkose mehr bekommen. Ein bekannter Berliner Lungenchirurg sagte einmal zu mir: »Wenn ich als Thoraxchirurg ihre Lungenbilder sehe, denke ich, bitte lieber Gott lass dieses Lungengewebe halten, damit ich nicht operieren muss«.

## Aktuelle Beschwerden 3

Das Jahr neigt sich,es fällt mir zunehmend schwerer, mit meinen Lieben Weihnachten zu feiern. Das Feiern ist mir heute noch bedeutsamer, als früher, weil ich durch die Behinderung kaum noch Abwechslungen in meinem Leben habe. Es ist total furchtbar, dass ich mich nur kurz außerhalb der Wohnung aufhalten kann.

ch fange an, mich damit zu beschäftigen meine Krankheit, zu ergründen, andernfalls denke ich, werde ich früher oder später der Demenz verfallen. Ich merke, dass ich zeitweilig Schwierigkeiten habe, mich zu konzentrieren. Wenn ich auf meiner Arbeitsstelle die Kasse abrechne, gelingt es mir nicht, die Beträge zu addieren. Immer öfter sitze ich da und bekomme die Summe nicht raus, die dort stehen soll. Dazu muss ich sagen, dass ich meinerseits über ein absolutes Zahlengedächtnis verfüge. Ich denke, ich bin eine der wenigen, die beim Telefonieren die Telefonnummer ihres Teilnehmers noch eintippt. Ausschlaggebend dafür ist, ich bin unterwegs, der Handy- Akku macht schlapp und ich muss dringend jemand anrufen. Hat man die Telefonnummer im Handy eingespeichert, ist man verloren, nichts geht mehr.

Ich hingegen gehe an ein öffentliches Telefon und rufe die Nummer aus meinem Gedächtnis ab und telefoniere. Seitdem speichere ich nur noch Nummern ab, mit denen ich oft telefoniere, weil es flotter geht, ansonsten tippe ich sie ein, das ist ein günstiges Gehirntraining.

Oder ich soll etwas abholen, ich fahre mit dem Auto durch die Gegend, weiß nicht mehr den Weg dahin, den ich bereits zum hundertsten Mal gefahren bin. Ich rufe eine Kollegin an und lasse mich von ihr dorthin leiten. Angst schnürt mir die Kehle zu, meine Krankheit ohne Namen hat so viel Besitz von meinem Körper erobert. Der Kopf ist hohl, wenn ich mich auch noch so bemühe, es fällt mir nicht ein, wo ich langfahren muss, wo ich überhaupt hin will.

Ich trete mir selbst in den Hintern, ich zwinge mich, mir Ziele zu stecken und diese zu erfüllen. Ich nehme meinen Kopf in die Hand und schüttel ihn, damit die Bausteine in meinem Gehirn wieder an der korrekten Stelle liegen und funktionieren. Oft, wenn ich alleine bin, sage ich zu mir selbst, wenn irgendetwas misslingt, man du bist ein Schüttelhirn.

Aber alles Jammern und Klagen nutzt nichts, ich muss rausbekommen, woran ich leide, um diese Situation zu ändern. Das Jahr 2012 fängt an und das wird ein anstrengendes Jahr.

## Neurochirurg 1

Inzwischen studiere ich alle Jahre im Internet und in Büchern über meinen Gesundheitszustand alles, was man studieren kann. Dort lese ich die Geschichte über einem Professor der Neurochirurgie, der früher in einem Wilmersdorfer Krankenhaus gearbeitet hat und dem alle Patienten noch heute nachweinen.

Der Professor arbeitet jetzt in der Friedrichstraße in einer Privatklinik. Mit den MRT-Aufnahmen und dem Bericht über ein Lipom 22 mal 8 cm an der Lendenwirbelsäule stelle ich mich bei ihm vor. Er legt die CD in sein Laptop, starrt auf den schwarzen Bildschirm, »erst nachdem ich ihm sage, sie müssen die Enter – Taste drücken« erscheinen meine MRT- Aufnahmen. Lange schaut er sich die Bilder an, schreibt dann auf einem leeren Blatt Papier in gestochen scharfer Schrift einen Befund über die mitgebrachten Aufnahmen.

Nach einer schier endlos langen Zeit sieht er zu mir auf, er meint: »Gut ich operiere sie«. Die Operation soll ambulant erfolgen und 1500,- Euro kosten, er interessiert sich kein bisschen für den Antikörper M, den ich im Blut habe, auch nicht für meine Medikamenten-Allergie. Er gibt mir einen Kostenvoranschlag, ich sehe, dass seine Hände leicht zittern, denke so bei mir, na seine besten Zeiten sind scheinbar auch vorbei. Auf irgendeine Weise wirkt diese Klinik ein bisschen plüschig auf mich. Mein Entschluss steht fest, ich lasse mich hier nicht operieren.

## Neurochirurg 2

Nach langen Recherchen treffe ich eine Auswahl zu einem Neurochirurg in ein Krankenhaus nach Wilmersdorf zu gehen. Der Arzt meint, laut meiner bisherigen Befunde, liege es doch an der Wirbelkanalstenose, dass ich nicht laufen kann. Ich klammere mich an jeden Strohhalm, der sich mir bietet. Ich habe bereits über die Möglichkeit gelesen, dass es sich um eine Wirbelkanalstenose handeln kann, die meine Beschwerden verursacht, nach einer umfangreichen Aufklärung beschließe ich, mich hier operieren zu lassen. Die Voruntersuchungen zur Operation dauern fast eine Woche, da ich in einem Einzelzimmer untergebracht bin schreibe ich aus Langeweile mehrere E-Mails, an meine Physiotherapeutin:

Liebe Theresa,
   Vielen Dank für Deine netten Zeilen, ich war im Stress und konnte Dir gestern nicht mehr antworten. Heute ist ein Tag, wie Tag und Nacht, hell und dunkel, schwarz und weiß, schön und hässlich, aber ich fange als Erstes mit dem Schönen an.
   Die Wilmersdorfer Klinik ist ein überaus ansprechendes Krankenhaus, sauber, hell und freundlich. Das Personal ist kompetent, menschlich, sympathisch vom Chefarzt bis zur Reinigungskraft. Heute habe ich ein Marathonprogramm hinter mir, von Blutabnehmen bis Bewegungs-CT. Bei der Besprechung mit dem Narkosearzt schlägt er die Hände über dem Kopf zusammen, als er den Brief von meinem Lungenarzt gelesen hat. Dann kommt der entscheidende Satz: »Unter diesen Umständen mache ich die Narkose nicht, ich bin auf keinen Fall gewillt so ein Risiko einzugehen. Da muss der Chef ran, ich mache da nicht mit«. Na, da bin ich geknickt. Noch

bevor ich weiter darüber nachdenken kann, geht die Tür auf, ein Ärztegeschwader von circa 15 Ärzten erscheint, voran der Chefarzt. Er erklärt mir, dass er wegen meiner bullösen Lunge nicht in Vollnarkose operieren kann, es unter örtlicher Betäubung für beide Seiten eine fast unüberwindbare Härte ist. Ich mache ihm klar, dass mein jetziges Leben für mich gleichfalls eine Härte darstellt, mit der ich auch keinesfalls leben will. Morgen steht eine Untersuchung an, bei der sie mir Kontrastmittel direkt in das Nervenwasser spritzen. Um auf den CT- Bildern besser sehen zu können, welche Wirbel betroffen sind. Von diesem Ausgang machen wir die weitere Behandlung abhängig.

Hi, Theresa freue mich, von Dir zu hören.

Also ich werde morgen früh um 7:30 Uhr operiert, wie gesagt nur örtlich betäubt, wird schon nicht schiefgehen. Von der Sympathie her ein phantastisches Ärzteteam, fachlich wird es sich zeigen. Übrigens bei dem letzten CT, wo sie mir Kontrastmittel in das Nervenwasser spritzen, werden vor dem Einspritzen des Kontrastmittels ein paar Tropfen Gehirnwasser abgelassen.

Tja, jetzt wirst Du Bauklötze staunen, ich kann wieder laufen, wie früher, ohne festhalten und zittern. Da war gestern Freude, Tanz und Bewegung angesagt. Die zwei Tropfen Gehirnwasser haben den Nerv freigegeben, der für das Laufen verantwortlich ist, damit es anhält, lasse ich mich morgen operieren. Bei der Besprechung um 18:00 Uhr, sagt mir die Narkoseärztin, ich kann sehr wohl Musik hören bei der Operation. Alle anderen Ärzte haben das abgelehnt. Ich besitze keinen MP3 Player, wenn ich mir einen fabrikneuen kaufe, ist der nicht aufgeladen, man muss erst Musik aufnehmen.

Also denke ich, ich rufe mal bei Theresa der Physiotherapeutin in der Praxis an, frage sie, ob sie einen Selbigen besitzt. Meine Bekannten sind zurzeit alle telefonisch nicht erreichbar. Wie immer, wenn es unpassend ist.

Du hast bereits Feierabend, deine Kollegin Sarah fragt, ob sie mir helfen kann. Ich meine höchstwahrscheinlich nicht und nenne mein Anliegen.Du wirst es nicht glauben, aber Sarah hat sogar ihren MP3 Player dabei, den sie mir gerne für die Operation zur Verfügung stellt. Ein Bekannter holt den Player rasch für mich ab.

Und somit hat alles Schlechte auch Gutes, Hauptsache man tut es. Ich frage den Arzt, ab wann ich wieder Krankengymnastik machen kann, er sagt, einen Tag nach der OP, ich muss, wenn alles glattgeht, sieben Tage hierbleiben. Also ich denke, unsere Termine finden statt. Bestell bitte Sarah noch einen schönen Gruß von mir und vielen Dank, sie bekommt den MP3 Player Morgen wieder. Üsü, also jetzt schreibe ich schon türkisch, drückt mir die Daumen.

Liebe Theresa,

wenn ich nicht selber mitspiele in dieser Geschichte, dann würde ich es nicht glauben.

Ich bin mental positiv vorbereitet auf meine Operation und stehe um sechs Uhr auf, dann muss man, wie Gott uns schuf, mit dem geschmackvollen Operationshemd und dem schicken Schlüpfer auf den Transport warten. Abfahrt in den Operationsvorbereitungsraum. Das Personal im Vorbereitungsraum spielt mit mir das Operationsprogramm durch. Sie legen mich in ein Bett, ich bekomme einen Schlauch in den Arm für Flüssigkeit. Zur Überwachung für Notfälle erhalte ich ein EKG, Dauer- Blutdruckmessgerät, Sauerstoffsättigungsprüfgerät an den Finger, Wärmedecke umgebunden, ab in den Operationssaal. Dann betten sie mich auf den Operationstisch um, der Tisch ist so schmal, dass ich Angst habe, da herunter zu fallen. Ausgemacht haben wir, dass ich auf der rechten Seite liegen darf.

Schon werde ich links gelagert, ich sage, Jungs, wenn ihr mich noch ein paar Mal dreht, hab ich einen Drehwurm, da lachen sie. Die Operationsschwestern, die die Zubehörteile (Instrumente) sortieren frage ich, wollen sie damit im Bergwerk arbeiten.

Oder haben sie vor damit an meinen Körper rum zu fummeln,

allgemeines Gelächter im Operationssaal. Alle, auch ich, muss einen Mundschutz tragen. Die Ärzte betreten den Saal jeder hebt vor mir seinen Mundschutz ab, damit ich sie erkenne, sie begrüßen mich, die Gefahr kommt näher. Der Chefarzt fragt, »haben sie schon den Bluttest gemacht«? Ich weiß nicht, dass noch einer gemacht wird. Schon pikst mir eine Ärztin in den rechten Mittelfinger, oh Gott, oh Gott, das ist ja viel zu dünn, die Operation muss verschoben werden.

Da ich durch das Ablassen des Gehirnwassers, wieder beweglich bin, springe ich behände vom OP-Tisch. Ich nicke in die Runde, so der Dreh ist jetzt im Kasten, ich danke allen Statisten, erst ungläubige Gesichter dann haben die sich totgelacht, Schläuche ab und wieder zurück auf die Station.

Dort angekommen sage ich, zu dem Personal, das war nur eine Übung, beim nächsten Mal muss das besser klappen. Ich bin heilfroh, dem Operationstisch entkommen zu sein, nach dem Anblick dieses schweren Werkzeuges, jetzt habe ich ein Wochenende Bedenkzeit. Uff, schwitz, keuch, geschafft, vorerst entkommen.

Weil ich über die Vene Flüssigkeit erhalte, muss ich ganz Doll aufs Klo, sodass die Schwestern mit dem Bett, in dem sie mich schieben, rennen, damit ich trocken auf der Station ankomme. Wenn der Hintergrund nicht so ernst wäre, kann ich mich stundenlang darüber totlachen. Da muss de schon een Jemüt, wie een Schaukelpferd haben, um so wat mitzumachen. Ich weiß noch nicht, wie es weitergeht und wie ich mich entscheide. So, jetzt habe ich Dich erst einmal zugetextet. Ich vermisse Dein Kommando Schulter runter, Bauch rein, Kopf hoch.

Da ich bei meinen früheren Lungenoperationen noch eine Vollnarkose vertrage, hatte Ich nie den Einblick, was da abgeht, wenn eine Operation abgesagt wird. Hinter mir im Flur steht noch eine weitere Patientin in Warteschleife, sie wird bereits narkotisiert, als man mir meine Schläuche und das EKG wieder abmacht, die Arme weiß nicht, wie ihr geschieht. Hektisch schieben sie unsere Betten aneinander vorbei, ich raus, die andere rein.

Die Ärzte müssen da wahrhaftig wie am Fließband arbeiten, um so einen gewaltigen Krankenhausbetrieb am Leben zu erhalten. Der Arztberuf im Krankenhaus ist heute kein Zuckerschlecken mehr, sie werden durch die Vorschriften der Krankenkassen in ihrem Wirkungskreis in hohem Maße eingeschränkt. Ich sehe wie sie am Morgen zwischen 7:00 und 8:00 Uhr zum Dienst kommen, abends zwischen 18:00 und 21:00 Uhr verlassen sie das Krankenhaus wieder. Während des Tages sind die Ärzte neben den Operationen, mit den Befunden und Schreiben von Diagnosen beschäftigt.

Am Morgen des Operationstages findet eine kurze Operationsbesprechung, am Tag davor eine lange statt. Die Visiten werden dann nach den Operationen am Nachmittag oder Abend von dem OP-Ärzte- Team gemacht. Ich sehe in diesem Krankenhaus nie, dass die Ärzte das Haus verlassen, ohne vorher nach ihren operierten Patienten zu schauen. Bei der Blutuntersuchung während der Operationsvorbereitung haben sie festgestellt, dass mein Blut viel zu dünn ist, ich erst in die Gerinnungsambulanz eines großen Berliner Krankenhauses muss. Ich weiß nicht warum mein Blut plötzlich so dünn ist, ich nehme ja keine blutverdünnenden Medikamente wie Marcumar oder ASS. Bei meinen früheren Lungenoperationen war mein Blut nicht zu dünn.

## Gerinnungsambulanz

Fünf Wochen hat das gedauert, ich muss wöchentlich mindestens einmal dort hin, weil sie immer irgendetwas vergessen haben. Bis heute speicher ich drei Anrufe auf meinem Anrufbeantworter, weil mir das sonst niemand glauben kann. Die Ärztin ruft an: »Wir haben noch etwas Vergessen, wenn sie Morgen kommen, dann ist alles vorbereitet und sie müssen nicht so lange warten«. Ich melde mich bei der Anmeldung, dort werden je nach Blutuntersuchung gleich die Aufkleber für die Blutröhrchen ausgedruckt. Mit meiner Akte und den Röhrchen-Aufkleber gehe ich ins Labor. Die Schwester fragt mich:

»Welche Blutuntersuchung soll denn bei Ihnen gemacht werden«.

Ich schaue sie ungläubig an: » Ich denke, es ist alles fertig, hat mir die Ärztin am Telefon gesagt, außerdem haben sie ja die Akte da müssen sie nachlesen«. Ich schüttel den Kopf, woher soll ich denn als Patientin wissen, welche Blutuntersuchung gemacht wird? Viele Röhrchen Blut werden abgenommen und mit den Aufklebern versehen, die Schwester hat noch drei Röhrchen in der Hand aber keinen Aufkleber mehr. Unsicher steht sie mit den Röhrchen in der Hand, weiß nicht, was sie damit machen soll. Ich sehe sie an, sage na, die können sie wegwerfen, ohne Aufkleber sind die nicht zu gebrauchen. Hektisch sagt sie, wir sind fertig und zieht dann eilig von dannen.

Ich verstehe die Welt nicht mehr, wir haben meines Wissens nur zwei große Gerinnungsambulanzen in Berlin. Wie soll die Ambulanz bei so einem Durcheinander funktionieren, mein Vertrauen ist jedenfalls getrübt.

Der schärfste Anruf der Ärztin ist, bei ihrem dünnen Blut handelt es sich um ein Laborphänomen, das man nicht richtig erklären kann. Das steht ihrer Operation nicht im Weg, sie können also operiert werden. Dieses Laborphänomen kann mir kein Arzt erklären, ich denke, sie wissen selber nicht, was das ist.

## Neurochirurg 2 – Operation 2012 an der Wirbelkanalstenose

In dem Krankenhaus haben sie gedacht mich hat der Mut verlassen, als ich nach fünf Wochen mit dem Ergebnis wiederkomme. Der erneute Operationstermin wird auf den 18.10.2012 festgesetzt. Natürlich habe ich Angst, frage mich oft, geht die Operation positiv aus, wie wird die Narkose, halte ich das durch? Aber schließlich beruhige ich mich und lege mich schlafen, um am nächsten Morgen halbwegs ausgeruht zu sein. Ich stehe um sechs Uhr auf, dusche, ziehe mir ein Operationshemd an und binde meine langen Haare mit einem Haargummi zusammen. Ich bin mental gut auf die Operation eingestellt, schaue mir den wunderschönen Sonnenaufgang des Krankenhauses von der Bettkante aus an. Als morgens um sieben Uhr die Tür aufgerissen wird und Schwester »Rabiata« das Zimmer betritt, mich anplärrt: »Sie müssen sich fertigmachen für die Operation, nehmen sie den Gummi aus dem Haar, das ist verboten«. Sie verlässt das Zimmer, aber meine relativ ausgeglichene Stimmung ist verflogen, aus Trotz, nehme ich den Gummi nicht aus dem Haar.

Dann holt die Schwester mich mit dem Bett ab und tottert ununterbrochen bis wir am OP – Vorbereitungsraum ankommen wegen des Haargummis. Diese Schwester geht mir total auf den Zünder, ich zwinge mich, cool zu bleiben. Sie muss dort klingeln, als die Tür aufgeht, petzt sie dem Pfleger, sie hat noch ein Haarband ein.

Der Pfleger nimmt eine Operationshaube, stülpt mir diese über den Kopf und sagt: »Das macht nichts«, er schließt die Tür hinter mir. Ich brauche wohl nicht zu sagen, welchen Triumph ich in meiner Brust trage. Dann gleiches Prozedere wie bei dem ersten OP-Versuch.

In dem Vorbereitungsraum steht eine junge Ärztin, wie ich heraushöre, ist sie die Narkoseärztin. Ich erschrecke, denn ausgemacht ist, dass ich nur von den Chefärzten operiert werde, wegen meiner vielen Risiken. Vorsichtig frage ich sie was, aber da plärrt sie mich auch schon an, das kann ich ihnen nicht beantworten, da müssen sie den Chef fragen, sie sind ja ein Chefkind. Die zuvor beschriebene Schwester Rabiata und diese Narkoseärztin sind zum Glück die einzigen Zicken. Ich werde in den Operationssaal geschoben, diesmal ist der Operationstisch breiter und bequemer.

Allerdings ist das Kissen für den Kopf zu hart und zu hoch, man bringt mir ein bequemeres Kissen. Meine Krankheit verursacht auch eine Blasenschwäche, bei der ich ständig aufs Klo muss, ich bitte um einen Blasenkatheter. Damit der Operationstisch trocken bleibt und ich mir die Peinlichkeit ersparen kann, auf den Tisch zu pinkeln. Anschließend muss ich mich noch einmal aufsetzen, damit der Anästhesist mir die spinale Narkose spritzen kann, ich werde hingelegt, der Arzt wartet ab, bis die Narkose wirkt. Zwischenzeitlich piekt mich der Narkosearzt immer wieder mit einer Nadel in den Schenkel, den Rücken und den Arm. Ich bemerke, dass ich das Piksen auch am Arm nicht spüre, ich sage dem Narkosearzt er muss stärker pieken, er piekt stärker, das merke ich schmerzhaft. Die Narkose hat noch nicht gewirkt. Alle Augen sind auf den Chefarzt der Narkoseärzte gerichtet, man muss mich noch einmal aufrichten. Der Arzt spritzt noch einmal nach, um mir mehr Narkosemittel zuzuführen. Da ich nicht mehr Herrin meiner Beine bin, muss mich ein kräftiger Pfleger von vorne an den Schultern abstützen, damit ich nicht vorwärts vom Operationstisch falle. Das ist für uns beide eine blöde Situation, ich hoffe nur, dass es vorbeigeht und ich endlich auf dem OP-Tisch liege. Jetzt sind meine Beine wie tot, auch das Pieken merke ich nicht mehr. Von da an, geht es ruck zuck, sie legen mich auf die rechte Seite, der Arzt fängt mit der Operation an. Ich merke, wie er den Hautschnitt macht, dann hat er die Muskeln zur Seite gespreizt und jetzt ist er an der Wirbelsäule angekommen. Ich höre in der gesamten Zeit Musik von meinem inzwischen eigenem MP3 Player, ich achte darauf, mich nicht zu bewegen, nur ab und zu den rechten Zeigefinger um einen Titel vor- oder zurückzuspielen. Der Operationsbereich ist mit blauen Tüchern abgedeckt, sodass ich nichts sehen kann. Ab und zu kommt der Narkosearzt dicht an mein Ohr, er fragt, ob es mir gut geht, ich kann die Frage jedes Mal mit einem ja Beantworten.

Da ich mir die Operation in allen Einzelheiten im Internet angesehen habe, weiß ich zu jeder Zeit, in welcher Phase der Operation wir uns befinden. Als ich merke, dass der Arzt gleich das gelbe Band an der Wirbelsäule durchschneidet, mache ich meinen MP3 Player aus, ich will hören und spüren, wie es ist, wenn er das Band durchschneidet. Es hört sich an, als wenn er einen dicken Einweckgummi durchtrennt, der unter Spannung steht. Dann wird mit einer Zange an meiner Wirbelsäule ein Stück Wirbelknochen abgebrochen, ich kann euch sagen, das ist eine Schwerstarbeit. Dazu muss der Arzt viel Kraft aufwenden, um ein Stück Knochen zu entfernen. Ein paar Mal hat er, mich bei dem Versuch den Knochen abzutrennen mit der Zange seitlich an der Wirbelsäule ein Stück vom Tisch hochgehoben. Vom Gefühl her ist Schön anders. Mein Zeitgefühl ist völlig abhanden gekommen, ich merke, der Chirurg näht die inneren Häute zusammen. Das Ende der OP naht. Er tackert die Operationswunde zu, ich zähle mit, dreizehn Klammern, der Arzt sagt, sie seien fertig. In dem Augenblick ist alle Last und Anspannung von mir abgefallen.

Jetzt geht alles rasch, die blauen Tücher werden abgenommen. Die Ärzte wünschen mir noch alles Gute, und sagen, ich trage wesentlich zum Gelingen der Operation bei, wenn ich mich so regungslos verhalte. Der Narkosearzt sagt, er dachte von Zeit zu Zeit ich lebe nicht mehr, so versteinert habe ich gelegen. Ich werde vom Operationstisch umgebettet in ein Bett, dass man inzwischen in den OP gerollt hat und in den Aufwachraum hinaus geschoben. Dort liegen sechs andere Patienten in Narkose. In dem Raum ist eine reizende Schwester, die ihren Beruf mit viel Einfühlungsvermögen ausübt.

Ständig geht sie von einem Bett zum anderen, fragt die in Narkose liegenden Patienten leise, wenn sie sich bewegen oder stöhnen, ob sie Schmerzen haben, sie ihnen die Lippen befeuchten soll.

Auch der Umgang mit ihren Kollegen spiegelt wieder, dass diese Schwester ihren Beruf aus voller Überzeugung ausübt, Bravo! Ich sehe mich in dem Raum um, alle Patienten haben einen Zugang im Arm über den ihn die Schwester, wenn es nötig ist Schmerzmittel instilliert. Bei dem Versuch, die Beine zu bewegen, fällt mir auf, dass es ein »Scheiß Gefühl« ist. Die Beine hängen wie Felsbrocken an meinem Körper, tot unbeweglich, nicht zu mir gehörend, ein Schaudern läuft mir über den Rücken, so muss es sein, wenn man querschnittgelähmt ist. Ich denke schnell an etwas anderes. Von Zeit zu Zeit spreche ich leise mit der Schwester. Sie meint: das es äußerst selten sei, dass sie sich mit Patienten in diesem Raum unterhalten kann.

Sie läuft wieder durch die Bettreihen, sie sagt überraschend: »Ich sehe, dass sich ihr rechter großer Zeh bewegt hat. Ich rufe auf ihrer Station an, damit man sie abholt«, sie schiebt mich raus auf den Flur. Auf dem Flur ist ein Treiben wie auf der Autobahn. Rein und raus schieben sie die Patienten durch die Schleusentür, ja das ist wahre Fließbandarbeit, aber ich muss auch sagen, es läuft hier alles geordnet und organisiert ab. Da haben die Ärzte und Hilfskräfte meine volle Hochachtung. Als die Schleusentür aufgeht, sehe ich, dass meine zickige Krankenschwester aus dem Fahrstuhl tritt, verwirrt stehen bleibt und laut sagt: »Huch, ich hab ja das Bett vergessen«.

In dem Moment merke ich, dass die nette Schwester aus dem Aufwachraum, neben meinem Bett steht und auch diese Szene eben beobachtet hat. Sie raunt mir leise zu nicht zu lachen, warten sie ab, bis die Tür zugeht. Sie verschwindet wieder im Fahrstuhl und wir brechen in Gelächter aus. Die Schwester kommt, diesmal mit meinem Bett und fährt mich auf die Station zurück. Im Fahrstuhl frage ich sie, können sie in der Küche Bescheid sagen, dass man mir jetzt mein Frühstück bringen kann.

Ich habe es mir zurückstellen lassen, ich rechnete damit, dass ich sicher erst zum Mittag wieder nach oben komme. Sie plärrt mich an, Kaffee gibt es nicht mehr um diese Zeit. Ich erwider: »So ein Blödsinn, man kann über den ganzen Tag verteilt Kaffee und Tee trinken auf der Station«. Inzwischen hat die Küchenfee unser Gespräch mitbekommen und winkt mir zu: »Ich bringe ihnen gleich ihr Frühstück«. Als ich auf die Station komme, erwartet mich bereits mein Bruder und meine Freundin Erika, sie haben sich Sorgen gemacht, weil die Operation so lange gedauert hat. Viereinhalb Stunden, aber da ist ja noch die Vor- und Nachbereitung dabei. Ich gehe so von zwei bis drei Stunden Operationszeit aus. Jetzt merke ich erst, wie fertig ich bin, die Operation hat mich doch ganz schön mitgenommen. Hunger verspüre ich trotzdem, ich esse gleich mein Frühstück. Später erscheinen drei Stationsärzte zur Visite sie fragen, ob ich Schmerzen habe, auf der Skala von null bis zehn. Ich antworte: »na ja, zwei«! »Was«, sagen die Ärzte, »Sie haben keine Schmerzen«, sie schütteln verwundert den Kopf. Am Nachmittag setzen dann doch starke Schmerzen ein, ich versuche bereits, im Bett zu sitzen, aber wegen der Schmerzen gelingt mir das nicht gut. Gegen 19:00 Uhr kommt der Chefarzt und fragt mich auch, ob ich Schmerzen habe, wieder die Frage nach der Schmerzskala. Ich sage ihm »acht bis neun«, aber am Tage verspürte ich keine Schmerzen und konnte bereits sitzen. Er sieht mich erschrocken an: »Sie dürfen nicht sitzen, sie haben vierundzwanzig Stunden Bettruhe«. Kein Wunder, dass ich am Tag keine Schmerzen verspürte, da ist bestimmt noch die örtliche Betäubung im Körper. In dem Krankenhaus sind die Fenster undicht, es ist total kalt und zugig, die Heizung erwärmt sich auch nur zur Hälfte. Es ist ein Teil meiner Krankheit, dass ich oft aufs Klo muss, sehr anfällig auf Kälte reagiere und dann sofort eine Blasenentzündung bekomme.

Am Nachmittag trinke ich einen Blasen- Nierentee nach den anderen, um eventuell noch das Unglück abzuwenden. Es kommt, wie es kommen muss, kaum ist die Nachtschwester im Dienst, da muss ich alle paar Minuten aufs Klo. Da ich nicht aufstehen darf, klingel ich nach der Schwester, die bringt mir so eine schicke Bettpfanne. Ich sage ihr: »Ich bin fit genug mir die Pfanne selber unterzuschieben«.

Das ist in Wirklichkeit eine blöde Idee, denn die Pfanne ist zweifelsohne zehn bis zwölf Zentimeter hoch. Mein Po liegt wie angeagelt auf der Matratze, nur unter Schmerzen gelingt es mir, dann doch den Topf zu erklimmen. Wieder klingeln, den Topf abholen lassen, so geht es die Nacht über im zehn bis zwanzig Minuten Takt bis zum frühen Morgen.

Das ist mir sehr unangenehm, dass ich die arme Nachtschwester so gescheucht habe. Ich entschuldige mich diverse Male bei ihr, aber sie ist so ein Engel und macht mir keine Vorwürfe. Sie sagt, »das ist die anstrengendste Nacht, an die sie sich erinnern kann, aber es ist, wie es ist«. Am nächsten Morgen fiebere ich der Visite entgegen, die Ärzte betreten das Zimmer, meine erste Frage ist, »darf ich aufstehen«? Ich warte noch die Visite ab, dann robbe ich mich aus dem Bett. Klappe meinen Rollator auseinander, der immer neben meinem Bett steht, und verschwinde erst einmal aufs Klo.

Da habe ich, aber die Rechnung ohne den Wirt gemacht. Man kann sich kein Bild machen, wie niedrig eine Toilette, nach einer Rückenoperation ist. Was immer ich für Verrenkungen mache, das Klo bleibt für meinen Hintern unerreichbar. Zum Glück hat man am Klo Haltegriffe angebracht, mit denen ich es irgendwie schaffe, mich auf das Klo plumpsen zu lassen. Da sitze ich, eine geschlagene halbe Stunde und genieße das Gefühl, wie schön es ist, wenn man selbstständig ohne Hilfe pinkeln kann.

Das Aufstehen vom Klo gestaltet sich ein bisschen leichter. Von da an laufe ich auf der Stationsebene ständig mit dem Rollator hin und her, denn ich will in Null Komma nichts wieder nach Hause, angesetzt hat man acht bis zehn Tage Krankenhausaufenthalt. Meinen Laptop habe ich immer dabei, da ich in einem Einzelzimmer liege, kann ich mir die Zeit problemlos vertreiben.

Am vierten Tag kommt der Chefarzt und sagt, da sie am Rollator so mobil sind, können sie Morgen nach Hause. Vom Rücken her kann ich mich mit leichten Einschränkungen bewegen wie vor der Operation, ich hatte natürlich noch Wundschmerzen, ansonsten ist der Zustand wie zuvor, Gang und Stand Unsicherheit. Es ist ein total ekeliges Gefühl, wenn sich bei jeder Bewegung die Rückenmuskulatur an den Ursprungsort zurückbewegt.

Dabei rutschen die Muskeln immer über die Wirbel. Dieser Zustand hält etwa ein Jahr lang an. So eine Wachoperation ist nichts für Angsthasen oder labile Menschen, sie können vermutlich ohnmächtig werden, oder müssen anschließend in die Klapse. Am nächsten Tag warte ich auf meine Entlassungspapiere, laufe im

Flur auf und ab. Der Chefarzt kommt angerannt, er will sich von mir verabschieden, enttäuscht schaut er auf meinen Rollator. Er hat fest darauf vertraut, dass ich nach der Operation wieder ohne die Gehhilfe laufen kann. Ich sage, »gucken sie nicht so betrübt, den Rollator trainiere ich ab«, er lächelt glücklich vor sich hin. Ich fahre selbstständig mit meinem Auto nach Hause, das hatte ich in der Zwischenzeit am Krankenhaus parken lassen, es schmerzt höllisch beim Autofahren, aber ich komme zu Hause an. Anschließend mache ich eine dreiwöchige ambulante Reha. Eine Woche danach entscheide ich mich, wieder zu arbeiten. Das Arbeiten ist für mich nur realisierbar, weil meine Kolleginnen mir den Arbeitsplatz meiner Behinderung entsprechen eingerichtet haben, damit ich mich ständig an irgendeiner Stelle festhalten kann. Ich habe einen eigenen Parkplatz, muss nur einige Schritte am Rollator zurücklegen, um die Praxis zu erreichen. Das Arbeiten ist für mich unerlässlich um mich aus dem Krankheitsgeschehen heraus zu reissen, mich abzulenken, um nicht zwölf Stunden des Tages an mein Elend zu denken.

## Krankengymnastik

Die Reha ist nützlich, aber mit meiner Physiotherapeutin Theresa, zu der ich zweimal die Woche hinschleiche, nicht zu vergleichen.

Sie kennt mich genau und weiß, was sie mir zutrauen kann und was nicht. Sie traut mir sehr viel zu, immer wenn der Kopf am Boden hängt, baut sie mich wieder auf. Traue ich mir eine Übung nicht zu, gibt sie mir Hilfestellung motiviert mich so lange, bis ich mehr oder weniger gut funktioniere.

Sie hilft mir, meine Muskeln nicht verkümmern zu lassen, trotz der Bewegungseinschränkungen an der Lendenwirbelsäule und der starken Schmerzen bei bestimmten Bewegungen. Theresa verfügt über ein enormes fachliches Ausbildungsspektrum, sodass sie alle verordneten Behandlungsmaßnahmen alleinig abdeckt. Mit anderen Worten sie ist großartig! Ohne sie bin ich all die Jahre nicht in der Lage das durchzuhalten. Sie ist meine Physiotherapeutin, Psychologin, Motivatorin, Vorturnerin, Zuhörerin, Unterhalterin. Sie hat sich von mir zutexten lassen, ich denke, oft schwirrt ihr der Kopf von meinem Geschnatter, sie hat alles mit Bravour hingenommen. Eins rauf mit Mappe, liebe Theresa Du hast die Prüfung bestanden, ich denke, ich bin eine anstrengende Patientin. Vielen, vielen Dank für alles!

## Weihnachten 2012

Ein paar Tage vor Weihnachten 2012 geht es mir gesundheitlich beschissen. Aus diesem Grund muss ich mit meinen Lieben ein abgespecktes Weihnachtsfest feiern. Eine Freundin ist so nett, das Essen für uns zu machen, da ich nichts anfassen kann. Ich habe einen Herpes am Mund und in der Nase, das sieht aus, als hätte ich irgendetwas Schreckliches. Damit sich niemand bei mir ansteckt, trage ich Handschuhe, einen Mundschutz, kaufe einen Seifenspender, den man nicht anfassen muss, stelle Einmalhandtücher und Desinfektionsmittel für die Gäste hin.

## Lungenentzündung und Trigeminusneuralgie

Am 25. Dezember bekomme ich aus heiterem Himmel eine Trigeminusneuralgie(ein schlagartiger Gesichtsschmerz im Versorgungsbereich des Nervus trigeminus) hinter dem rechten Ohr. Die Schmerzen, sind so als wenn jemand mit dem Messer in den Kopf sticht, dann das Messer ein paar Mal hin und her dreht.

Dieser Schmerz kommt wellenartig alle paar Minuten, man ist unfähig sich zu bewegen. Schmerzmittel helfen auch nicht. Ich rufe den Notarzt.

Zum Glück kommt ein kompetenter Allgemeinmediziner, der die Sachlage sofort überblickt. Er sagt nur,»ach du Schande ich sehe, sie haben Trigeminusschmerzen«. Ich erkläre, dass ich Allergikerin sei und viele Medikamente nicht vertrage. Er zieht eine Spritze mit einem Anästhetikum auf, spritzt mir dieses hinter das rechte Ohr, aber versäumt nicht mir zu sagen», Spritzen in den Kopf sind sehr schmerzhaft«. Aber gegen den Schmerz, den ich vorher spürte, ist dies das reinste Zuckerschlecken.

Der Notarzt sagt,»die eine Spritze wird aller Wahrscheinlichkeit nach nicht ausreichen. Gehen Sie Morgen in ein Krankenhaus und lassen sie sich noch eine Injektion geben. Sie müssen aber früh hingehen, dann haben sie eventuell Glück, das ein Arzt da ist, der das auch kann«. Seltsamerweise vertrage ich ein Anästhetikum ohne Zusatz problemlos! Der nächste Tag ist ein Sonntag, ich fahre mit meiner Freundin Erika am Vormittag ins Krankenhaus, etwas später werde ich erfahren, was der Arzt mit seiner Aussage meint, gehen sie früh hin.

Da ich inzwischen wieder Schmerzen bekomme, legt man mich in einen Untersuchungsraum, Erika darf mit rein. Etwa zwei Stunden später, kommt eine Ärztin und fragt, was mir fehlt. Die Schmerzen steigern sich wieder, sie nimmt Blut ab, diskutiert mit mir, warum ich keinen Zugang möchte. Ich sage ihr, dass ich keine Notwendigkeit sehe, für eine Blutabnahme mir einen Zugang legen zu lassen und ich nicht vorhabe zu bleiben. Denn inzwischen weiß ich, dass der Zugang zur Routine bei Neuzugängen gehört, egal ob man ihn braucht oder nicht. Kostet ja auch nicht ihr Geld. Jetzt kommt aber erst einmal eine Neurologin, sie macht eine langwierige Anamnese, danach eine vollständige neurologische Untersuchung. Als sie mich auch noch von meiner Multiplen Sklerose heilen will, wird es mir langsam zu viel. Inzwischen bekomme ich Fieber und ein extrem ausgeprägtes Krankheitsgefühl.

Nach einer Stunde kommt eine Ärztin mit dem Blutergebnis, sie sagt, wir müssen die Lunge röntgen, aber zuvor kommt erst eine

Kollegin, die mir eine Spritze gegen den Trigeminusschmerz gibt. Dem ist leider nicht so, denn jetzt erscheint eine Ärztin, die sich meiner Lunge annehmen will. Aber zuerst führt sie noch eine ausführliche Anamnese durch. Super, alles nochmal, ich habe Schmerzen, ich weiß sogar woher sie kommen, es nutzt mir aber nichts. Sie hat die gleichen Ambitionen wie die vorherige Ärztin.

Denn auch sie versucht zuerst, meine Lunge zu heilen, die seit über fünfzig Jahre marode ist. Inzwischen liege ich bereits über vier Stunden hier rum. Sie hat Mitleid, bevor sie meine Lunge heilt, kommt die Ärztin mit der Spritze. Na ja, es wird doch erst die Lunge geröntgt, der Entzündungswert im Blut liegt bei CRP 335, normal ist 5-10, die Leukozyten sind auch erhöht bei 14,0 und siehe da, ich habe eine Lungenentzündung. Wie ich von Erika erfahre, kommt während meiner Abwesenheit, die Ärztin, die mir die Spritze geben will. Nach einer weiteren Stunde kommt eine andere Ärztin und fragt, wo sie, denn was wohin spritzen muss, sie vergisst nicht, mir zu sagen, »außerdem gibt es inzwischen hervorragende Tabletten gegen den Trigeminusschmerz«. Mein allgemeiner Hinweis folgt sofort, »aber ich habe eine Medikamentenallergie, und das Risiko zu meinen Schmerzen, noch allergische Reaktionen zu bekommen, ist mir im Augenblick zu viel«. Ich zeige ihr die Stelle hinter meinem Ohr, darauf sagt sie, »dass kann ich nicht, das muss jemand anders machen« und verschwindet.

Ewigkeiten später, kommt eine Narkoseärztin, die sich auch nicht zutraut, mir die Spritze zu geben. Von Schmerzen geplagt und inzwischen recht verzweifelt habe ich keine andere Wahl, als abzuwarten. Es ist überaus lästig, sich ständig wegen der Allergien verteidigen zu müssen, demnächst werde ich den Wortlaut auf ein Wiedergabegerät aufnehmen und gegebenenfalls Repeat laufen lassen.

Jetzt erscheint eine Ärztin, die mich auch ernsthaft fragt, wo sie denn genau spritzen muss, sie sagt noch zu allem Überfluss, in diesem Fall macht ein Anästhetikum keinen Sinn. Die Ärztin sagt: »Gott sei Dank, habe ich daran gedacht die Ampulle mit dem Mittel, das ihnen angeblich geholfen hat, einzustecken«. Jetzt reicht es mir in der Tat, ich sage zu ihr, »Sie sind doch die Ärztin, Sie müssen doch wissen wohin sie die Spritze setzen«.

Unterdessen steigern sich die Schmerzen ins unerträgliche, dass ich ihr sage, »geben sie her, ich mache es selber«. Jetzt gibt sie mir endlich die Injektion hinters Ohr, die Beschwerden lassen dann schnell nach. Sie wollen mich stationär aufnehmen, aber ich lehne dankend ab. Ich will nicht in einem Krankenhaus bleiben, in dem die Ärzte nicht wissen, wo sie die Spritze ansetzen müssen. Inzwischen ist es 19:00 Uhr, sie geben mir ein Rezept für das Antibiotikum Ciprobay, wir verlassen das Krankenhaus. Mein körperlicher Zustand ist mies, ich weiß auch nicht, wo ich die Kraft hernehme, dies alles zu überstehen, aber Erika hilft mir dabei. Wir fahren direkt zur nächsten Nachtapotheke, welch eine doofe Idee, keine Apotheke hat das Original Medikament Ciprobay von Bayer. Mir fällt ein, dass es in der Vergangenheit immer problematisch ist, diese Tabletten zu bekommen, ich habe es mir deshalb zur Angewohnheit gemacht, eine Packung auf Vorrat zu kaufen.

Zu Hause angekommen schaue ich in meine Hausapotheke, die aufgrund der Medikamentenallergie übersichtlich ist, ich besitze noch eine Vorratspackung. Jetzt hoffe ich, dass die Tabletten noch nicht abgelaufen sind, welch ein Glück auf dem Aufdruck steht, haltbar bis Februar 2013. Es geht mir trotz des Antibiotikums überaus beschissen, ich bekomme hohes Fieber und bellenden Husten. Ich denke, ich muss ersticken, bin so geschwächt, dass ich fast nur liegen kann, der Weg zur Toilette ist so anstrengend, als wenn ich Berge besteige.

Mein Körper reagiert zum zweiten Mal allergisch auf das Antibiotikum, ich bekomme einen heftigen Juckreiz, dass ich mir die Haut blutig kratze. Mir fällt ein, dass ich 2005 eine Gürtelrose an der rechten Schulter hatte und meine Hautärztin mir ein Präparat gegen das Jucken aufgeschrieben hat.

Dieses Heilmittel wird auf die Haut aufgetragen, es hilft ausgezeichnet bei Juckreiz, obwohl das Mittel zu alt ist, hat es noch geholfen. Erst eine selbst gekochte Hühnerbrühe die eine Freundin mir vorbeibringt, lässt mich allmählich wieder auf die Beine kommen. In der Brühe tummeln sich vermutlich viele Antibiotika, die allerdings in einer, geringen Dosierung vorhanden sind, dass ich darauf nicht allergisch reagiere. Ich verzweifele oft, weil ich nicht weiß, wie mein Leben weitergeht. Ich kann doch nicht mit 60 Jahren, bereits so hinfällig sein, wie eine 90- jährige. Außerdem spüre ich immer tief in meinem Inneren, dass mein jetziger Zustand nicht mein Ende bis zum Tod ist. Dafür verfüge ich trotz alledem noch über zu viel Muskelkraft, vor allen Dingen in den Armen, ich komme mir öfter vor, als sei ich ein Affe. Ich laufe in gebückter Haltung, halte mich überall mit den Händen fest, um nicht zu stürzen. Ich hangele mich immer von einem Gegenstand zum anderen, meine größte Stütze ist mein Rollator.

## Hilfsmittel-Rollator

Bereits im Jahre 2010 mache ich ausgiebige Erfahrungen mit dem Rolli. Der Super-Rollator wird in der Werbung angepriesen, dass man ihn für den Außenbereich benutzen kann. Die Krankenkassen haben ihn wohlweislich noch nicht in den Hilfsmittelkatalog aufgenommen, ich soll später auch noch erfahren, warum. Ich laufe die Straße entlang, bleibe abrupt an einer Gehwegplatte mit dem Vorderrad hängen.

Der Rollator kippt vornüber, zum Glück habe ich meine rettenden Affenarme, ohne sie wäre ich unweigerlich ungebremst gefallen. Blitzschnell mache ich eine Brücke nach vorne über den Rollator, fange den Sturz ab. Ich prelle mir nur die Schienbeine am Gestell, richte mich wieder auf und setze meinen Weg fort.

Ich denke mit Schrecken daran, dass ein gebrechlicher Mensch mit diesem Gefährt unterwegs ist, das kann dann eine böse Sturzverletzung zur Folge haben. Der Gummi an dem Reifen ist so dünn, sodass die Räder unweigerlich zum Stillstand kommen, wenn man gegen ein Hindernis mit mehr als 5 mm Höhe fährt. Ich lasse aufgrund dieser Begebenheit meinen Rollator umbauen.

Vorne verfüge ich jetzt über wesentlich größere Räder als hinten, damit kommt man die Bordsteine besser hoch und runter. Das relevante ist, die Räder haben eine dicke Gummibereifung, mit der man nicht überall hängen bleibt. Ich laufe entspannt über hochstehende Gehwegplatten. Die Krankenkassen haben diesen Rollator, ich glaube ab 2011, in den Heilmittelkatalog aufgenommen. Sie sichern sich aber wohlweislich gegen Regressansprüche ab, indem sie den Rollator als indoor Rollator deklarieren. Ich kann nirgends in der Gebrauchsanleitung solch einen Hinweis lesen. Zwei Jahre später bieten sie den Rollator mit Wechselrädern an. Mit einem Klick kann man jetzt die Räder wechseln, die haben auch eine dicke Gummibereifung und sind für den Außenbereich zu gebrauchen. Die Räder für den Außenbereich muss man extra kaufen. Die Rollatoren hat man leider nicht mit dem nötigen Zubehör ausgestattet. Das ist aber nach meiner Ansicht notwendig, ebenso, eine Lampe, eine Klingel und ein Rückspiegel. Wenn ich in der dunklen Jahreszeit zum Auto laufe, kann ich nicht sehen, wer hinter mir läuft. Ich kann meinen Kopf noch drehen, aber viele ältere Menschen, können das nicht mehr, werden dadurch zum potenziellen Verbrechensopfer. Die Feststellbremse taugt in keiner Weise, ich kann zum Beispiel in einem Einkaufszentrum, das Förderband in die nächste Etage nicht benutzen. Der Rollator wird unweigerlich nach unten rutschen mit und ohne den Benutzer. Noch gefährlicher sind die Regenschirme, sie werden zwar als Zubehör angeboten, sie eignen sich aber nicht für einen Rollator.

Da die Rollatoren zu leicht sind, können sie bei einer Windböe vom Boden abheben und den Anwender mit umwerfen. Diese Vorrichtungen, eignen sich nur für einen Elektrorollstuhl, die haben genug Gewicht. Ich möchte gerne wissen, wie die Firma dafür eine Genehmigung bekommen hat, solche Schirme für Rollatoren anzubieten. Die Kassenmodelle sind oft äußerst stabil, aber unzureichend zu händeln, sie lassen sich nur auf zwei Räder zusammenfalten und fallen um wenn, sie nicht irgendwo angelehnt werden. Bei dem Zusammenklappen und dem Auseinanderklappen kann man sich leicht die Finger klemmen, es geht auch extrem schwer, für einen älteren Menschen ist das nicht machbar.

Die meisten Kassenmodelle haben einen Korb, der arg sperrig ist, der bei einem Ladevorgang ins Auto immer im Weg ist. Ausgezeichnet sind die Rollatoren mit Netz, die man je nach Modell mit 5 bis 10 Kilo beladen kann. Die Kassenmodelle haben meistens ein Sitzbrett, ich finde die Sitznetze ohnehin besser, weil man damit denn Rollator zusammenklappen kann. Sie machen aber den Rollator instabiler, ich weiß nicht, ob so ein Netz auch eine Person mit 120 Kilogramm trägt, wie es in der Anleitung beschrieben ist. Ich jedenfalls werde mich mit 120 Kilo nicht darauf setzen und hoffen, dass das Netz hält. Das größte Problem ist für die Benutzer, dass sie meist in kleinen Wohnungen wohnen, der Rollator nicht durch die Türen passt und im Treppenhaus Stufen zu überwinden sind. Es gibt auch keine Unterstellmöglichkeiten im Treppenhaus und der Fahrradkeller ist oft nur über Treppenstufen zu erreichen.

Den Rollator im Hof angekettet abzustellen trauen die meisten sich auch nicht, sie meinen da wird er geklaut und bei Regen nass. Für einen anständigen Rollator muss man immer noch zuzahlen oder sich selbst einen kaufen, um ein vorteilhaftes Modell zu besitzen, das sich durchaus gut handhaben lässt.

Es ist allerdings ein Segen, dass es solche Hilfsmittel gibt! Ich mache Sport wie eine Wahnsinnige um den Rollator abzutrainieren, aber es gelingt mir nicht, mich auf den Beinen zu halten. Mein Orthopäde hat mir einmal 14 Tage Sportverbot erteilt, weil ich meine Muskeln übertrainiere.

# Materialtest Rollator

Ein namhafter Warentester hat mit dem Rollator, den ich besitze einen Materialtest gemacht, das Ergebnis kann man sich im Internet ansehen. Welches Vertrauen, kann ich in solch einen Test haben, bei dem ein Rollator in den Wald gestellt wird, bei Wind und Wetter, ohne dass er bewegt wird. Was sollte dieser Test aussagen, das Material wird überhaupt nicht belastet?

Man kann genau sehen, dass er immer an der gleichen Stelle steht, egal ob Sonnenschein oder Schnee. Neben dem Rollator liegen Äste verstreut, die beim Betrachten der Bilder immer unverändert an der Stelle liegen.

Nur wenn Schnee liegt, hat man sie nicht gesehen, ist er weg, liegen sie wie zuvor an der gleichen Stelle. Ein Materialtest ist für mich, wenn der Rollator unter Belastung und Wetterbedingungen getestet wird, oder? Also ich gehe nicht davon aus, dass ein Rollator der im Wald steht, zusammenbricht, wenn es regnet, was soll dieser Test aussagen? Ich jedenfalls werde nicht losrennen und mir ein Produkt kaufen, weil ein Warentest mir sagt, es ist im höchsten Maße erstklassig, mein Vertrauen ist dahin. Und selbst alt ehrwürdige Hersteller, wo ich früher blind kaufte, halten heutzutage leider auch nicht mehr das, was sie in der Werbung versprechen.

Es werden auch in teuren Produkten minderwertige Materialien verwendet, um den Produktionspreis zu senken und den Profit zu erhöhen.

Dort, wo man früher Metall Zahnräder bei einer mechanischen Sache verwendet, werden heute Plastikzahnräder benutzt, die sich in null Komma nichts an den Zähnen abnutzen. Zwangsläufig eine Reparatur oder einen Geräteaustausch auslösen. Bei einer Waschmaschine mit den gleichen Ausstattungsmerkmalen frage ich den Verkäufer warum kostet die eine Maschine 400,- Euro und die andere 800,- Euro. Ja, sagt er, »die preiswerte Maschine hält circa fünf Jahre, die andere zehn Jahre«. Eventuell ist auch die »Geiz ist geil« Mentalität eine Ursache für diese Erscheinung. Ich kann hier noch stundenlang weiterschreiben, aber darüber schreibe ich ggf. ein anderes Buch.

## Sonographie

Da ich zwangsläufig viel sitze, habe ich ständig Schmerzen in den Beinen und im Po, es ist, als wenn ich viel zu enge Kompressionsstrümpfe trage. Am Abend sind die Knöchel an meinen dünnen Beinen dick geschwollen und schmerzen. Daraufhin schickt mich der Internist, in eine Praxis nach Moabit, wo eine Sonographie durchgeführt wird. Nach der Sono, sagt der Arzt, meine Venen sind in Ordnung. Ich frage, »was ist denn mit meinen Arterien«? Die kann er nicht erkunden, er verfügt nicht über ein entsprechendes Untersuchungsgerät.

Dieser Arzt wird hoch gehandelt von seinen Kollegen, alle sagen, dass er der Facharzt für solche Untersuchungen ist. Mein Internist ist sichtlich überrascht, als ich ihm sage, »dieser Arzt kann so etwas nicht«. Ich denke, er hat mir nicht geglaubt.

Ich berichte ihm, dass ich herausgefunden habe, dass wir in Moabit eine Kardiologische – Angiologische Praxis haben die über ein für die Untersuchung geeignetes Gerät verfügt.

In dieser Praxis kann man, die Arterien und die Venen gleichzeitig überprüfen. Ich suche dann diese Praxis auf, der Arzt stellt fest, dass bei mir alles in Ordnung ist. Da die Hoffnung zuletzt stirbt, lasse ich mich immer wieder verleiten, zu Untersuchungen zu latschen, die mir bereits im Vorfeld signalisieren, dass kein brauchbares Ergebnis herauskommt.

## Aktuelle Beschwerden 4

Ich kann, die schmerzhaften Ereignisse in meinem Rücken und Beinen hervorrufen, indem ich lange sitze, stehe, laufe oder mich auf eine harte Unterlage lege. Wenn ich mir einen konkreten Punkt am Rücken abquetsche, bin ich nicht mehr in der Lage, mich aus eigener Kraft vom Boden zu lösen. Meine Arme und Beine liegen am Fußboden wie angenagelt, das ist mehrfach bei der Krankengymnastik geschehen, zu der ich zweimal die Woche hingehe. Die Physiotherapeutin rollt mich dann ein Stück auf die Seite, sodass ich mich aus eigener Kraft wieder vom Boden lösen kann. Alle schmerzhaften Stellen am Rücken, am Po und an den Beinen sind gewaltig druckempfindlich.

Ich kann die Aussage der Ärzte nicht mehr hören, dass es an der MS liegen muss, dass ich mich nicht mehr präzise bewegen kann. Außerdem kann ich nicht die Multiple Sklerose auslösen, in dem ich mir etwas am Rücken abquetsche und wenn ich den Druck aufhebe, ist sie wieder weg?

Dazu fällt mir nur ein, »der Quatsch wird immer quetscher bis er quietscht«.

Inzwischen denke ich nicht mehr, dass die Wirbelkanalstenose-Operation an der Lendenwirbelsäule im Jahre 2012 für meine Beschwerden nötig war. Ich bin oft verzweifelt, aber der Gedanke an den Tag vor der Rückenoperation hält mich aufrecht. Der Tag, an dem ich schlagartig wieder laufen kann.

Dieser Gedanke ist allgegenwärtig in meinem Kopf, ich werde ihn erst aufgeben, wenn ein Arzt mich glaubhaft vom Gegenteil überzeugen kann, das die Hoffnung wieder gesund zu werden vergeblich ist.

## Neurochirurgie 2

Wegen der anhaltenden Beschwerden lässt mein Orthopäde im August 2013 abermals ein MRT machen. Mit dem ich mich im November 2013, zur Nachuntersuchung, in das Wilmersdorfer Krankenhaus begebe. Die Ärzte in der Neurochirurgie sind sich einig, dass an meiner Wirbelsäule alles in Ordnung ist. Lediglich eine winzige Wirbelkanalstenose ist zu erkennen, die könnten sie operieren. Ansonsten kann man sich nicht erklären, warum ich nicht laufen kann.

Ich frage sie, ob sie bei mir nicht noch einmal Nervenwasser abnehmen können, um zu überwachen, ob ich dann wieder laufen kann. Sie sagen, das zahlt die Krankenkasse nicht, eine solche Untersuchung wird nur im Rahmen einer Operation bezahlt.

Es ist zum Mäuse melken, kein Arzt überlegt, weshalb ich nicht laufen kann. Innerlich schreie ich oft um Hilfe, aber das nutzt mir nichts, die Schreie hört niemand. Ich muss weiter Überlegen, welche Krankheit in meinem Körper wohnt, die mich nicht laufen lässt.

## Gehirndruck messen

Daraufhin setze ich mich mit meinem Neurologen in Verbindung, frage ihn, ob er den Test machen kann. Ja, sagt er, wegen der multiplen Sklerose kann er eine Liquor Untersuchung vornehmen, und den Gehirndruck dabei messen.

Er hält die These, dass die neurologischen Ausfälle durch einen zu hohen Gehirndruck ausgelöst werden, für nicht unwahrscheinlich. Bei dem Termin muss ich mich auf eine Untersuchungsliege setzen, lasse die Beine baumeln, er desinfiziert meinen Rücken. Ich mache wie immer bei dieser Untersuchung einen Rundrücken, in dem ich mich nach vorne beuge, er markiert sich die Stelle an der Wirbelsäule, wo er rein stechen muss. Die Nadel fährt in meinen

Rumpf, ich bekomme einen schmerzhaften Schlag, der vom Kopf bis zum Fuß wie ein Stromschlag durch den Körper geht. Das linke Bein hüpft ständig auf und ab in Richtung Zimmerdecke.

Ich fahre ihn an, »ziehen Sie sofort die Nadel raus«, was er erschrocken macht, dann hat er einen zweiten Versuch. Das Ergebnis dieser Untersuchung ist mir überaus wichtig. Nachdem die Nadel endlich an der korrekten Stelle sitzt, befestigt er daran einen langen dünnen durchsichtigen Plastikschlauch. Ich glaube, der Schlauch ist am Ende mit einer Abdeckkappe versehen. Dann hält er den Schlauch mit dem Steigrohr nach oben, der Liquor läuft in den durchsichtigen Schlauch. Anschließend misst er mit einem Lineal, wie weit die Flüssigkeit in dem Steigrohr ist. Damit kann er abmessen, wie hoch der Druck ist, bei mir ist er zu niedrig. In fast jeder medizinischen Abhandlung wird immer nur über zu hohen Hirndruck gesprochen. Ich frage ihn, »was macht es, wenn er zu niedrig ist«. Er schaut mich mit hochgezogener Augenbraue an, »sie sind die Erste, die mich das fragt, ich weiß es nicht, da muss ich erst einmal nachschlagen«. Hinterher nimmt er für die Liquor Untersuchung die erforderliche Menge Flüssigkeit ab. Es ist wichtig noch eine Stunde zu liegen. Danach verlasse ich die Praxis in Begleitung meiner Freundin Erika, weil ich nach der Behandlung nicht mehr Auto fahren darf. Wieder keinen Schritt weiter, was nun?

## Aktuelle Beschwerden 5

Ich schlafe täglich vier bis sechs Stunden in der Nacht, leider werden auch die von stündlichen Toilettengängen unterbrochen.

Oft schlafe ich überhaupt nicht oder nur eine Stunde. Ich stehe dann auf, da ich nicht mehr liegen kann, weil der Rücken schmerzt, im Sitzen hat es ein bisschen nachgelassen. Langsam graut der Morgen heran, ich reibe mir die Augen, versuche mich, aus meiner rechten Körperposition zu befreien, es fällt mir schwer mich auf den

Rücken zu drehen. Ich zwinge mich, für kurze Zeit in der Rückenlage zu verweilen, um die rechte Körperhälfte kurzfristig zu entlasten, auf der ich seit Jahren beim Schlafen liege. Linksseitig klappt es gar nicht, davon wird mir schwindelig. In der Rückenlage bekomme ich Rückenschmerzen.

Nach dem Aufstehen muss ich mich erst vorsichtig in eine senkrechte Körperposition bringen. Um überhaupt einen Schritt vorwärtsmachen zu können. Natürlich nur mit Rollator oder festklammern an einem Gegenstand wie Bett oder Schrank. Das Duschen ist für mich weiterhin eine extreme Herausforderung, weil ich für diese Tätigkeit beide Hände brauche.

Jede einzelne Bewegung, muss ich koordinieren, um nicht zu stürzen, mich überall festklammern, um das zu vollbringen, was ich mir vornehme. Zwischendurch setze ich mich immer wieder hin, damit die Beine mir nicht ihren Dienst versagen.

Dann kommt, das Haare kämmen, da ich langhaarig bin, muss ich, wenn ich die Mähne zusammen binde, lange die Arme nach oben halten. Ich weiß nicht wie viele Anläufe ich nehme, bis es mir gelingt, dass die Frisur halbwegs ordentlich sitzt.

Vom Aufstehen bis zu dem Zeitpunkt, wenn ich im Auto sitze, vergehen mindestens drei Stunden und ich fühle mich reif für die Insel. Highlight des Tages ist, in meinem Auto zu thronen, da bin ich fast frei von Krankheiten, ich kann durch die Gegend sausen, bin nicht mehr behindert, bin nicht von irgendwelchen Barrieren abhängig. Aber auch dieses Glücksgefühl hat Grenzen. Wenn ich zu lange Auto fahre, drücke ich mir hinten am Steißbein meine doofe Stelle ab, ich merke, wie sich wieder ein Spasmus in dem rechten Fuß einschleichen will. Aus diesem Grund kann ich nur noch ab und zu längere Fahrten unternehmen, immer nur unter Beachtung einer Fahrstrecke, auf der alle paar Kilometer eine für mich erreichbare Toilette vorhanden ist.

Zum Glück kaufe ich mir Garderobe auf Vorrat. Ich kann, immer noch, nach einer so langen Zeit, wie sie jetzt bereits vergangen ist, halbwegs passabel angezogen das Haus verlassen.

Nur ab und an, gelingt es mir selbst, ein neues Kleidungsstück zu kaufen. Meist erledigen Freunde das für mich, ich kann mir die Sachen im Internet ansehen, sie besorgen mir das. Mein größtes Problem bei der Bekleidung sind Schuhe, Strümpfe und Schlüpfer, sie dürfen auf keinen Fall einengen, dann bekomme ich wieder den Spasmus im rechten Fuß und kann nicht mehr laufen.

Ab Dezember 2009 kann ich deshalb nur drei paar Schuhe anziehen, Sommer, Herbst und Winter, aber meistens trage ich nur die Übergangsschuhe die lösen nur gelegentlich einen Spasmus im rechten Fuß aus. Früher habe ich nie gedacht, dass man sich einmal, so mit seinen Kleidungsstücken einrichten muss. Ich denke, dass alle Zalando-Süchtigen in Ohnmacht fallen, bei dem Gedanken über eine so lange Zeit mit drei Paar Schuhen auskommen zu müssen. Aber ich sage Euch, es ist machbar!

Bei Fußbekleidung mit einer Absatzhöhe über 2-3 cm, gestaltet sich mein Laufen so, als wenn ich auf einem Drahtseil balanciere, also unmöglich.

Zu enge Hosen verursachen Schwindel, Atemnot, komprimieren die Beine, ich habe das Gefühl, als wenn ich auf Stelzen laufe. Lebensmittel lasse ich mir liefern oder Freunde haben den Einkauf für mich übernommen. Unter der Woche ernähre ich mich von Broten, am Wochenende koche ich mir unter enormer Anstrengung etwas. Beim Reinigen meiner Wohnung unterstützen mich Freunde. Wenn ich staubsauge, bin ich die, die mit dem Wolf tanzt. Am besten gelingt noch abwaschen, das hat der Geschirrspüler für mich getan. Reinigungs- und Körperpflegemittel haben immer Freunde besorgt. Weil ich die Werbung lese, die im Briefkasten steckt, kenne ich die Preise. Also lange Rede kurzer Sinn, alles was ich nicht managen kann, machen meine Freunde. Sie müssen im Grunde genommen Pflegegeld beantragen. Am beknacktesten finde ich die Menschen draußen auf der Straße, wenn ich mit meinem Rollator unterwegs bin.

Entweder sind sie übertrieben hilfsbereit, oder behandeln mich wie geistig unterbelichtet. Habe ich jemanden dabei, sprechen sie mit meiner Begleitung, wenn ich etwas Frage. Hallo, was soll das, geht's noch? Ich kann an keiner Veranstaltung teilnehmen, nicht ins Kino und nicht spazieren gehen. Drei Schritte nach rechts und drei Schritte nach links von der Haustür machen auch keinen Spaß. Mein Laufpensum und meine Spatzenblase lassen das nicht zu. Freunde machen sich über so viele Jahre auch rar, nur ein paar halten mir fest die Stange. Am meisten freue ich mich über Freunde, mit denen ich in den letzten Jahren nicht mehr so engen Kontakt halte, die mir jetzt in meiner schweren Zeit eng beistehen. Ich leide entsetzlich wegen meinem Gesundheitszustand, es ist, als habe man mir mein altes Leben abgeschnitten. Inzwischen breche ich fast jeden Kontakt zur Außenwelt ab, ich bin einfach nicht mehr salonfähig.

## Weihnachten 2013

Das Jahr 2013 neigt sich dem Ende zu, wieder feier ich Weihnachten mit meinen Lieben. Aufgefallen ist mir in diesem Jahr, das wir alle älter werden, ein Teil meiner Freunde keine Lust mehr hat etwas zu spielen. Es betrübt mich, wenn wir nach dem Essen herum sitzen, uns Sachen mitteilen, die wir bereits kennen. Anstatt zu spielen, zu lachen und zu reden. Daraus ergeben sich doch erst Konversationen.

# Kapitel 2 – Entweder man stirbt oder wird verrückt

## Mein Medizinstudium

Das Jahr 2014 bringt keine Wende, die Beschwerden werden immer massiver. Ich bin oft verzweifelt, fühle mich völlig von meinen Ärzten verlassen.

Denen fällt nicht das kleinste bisschen mehr ein, als mir einen schönen Tag und gute Besserung zu wünschen. Welche Besserung frage ich mich immer, es hat ja niemand was getan, dass es mir besser geht. Ich setze mich bereits seit dem Jahr 2010 täglich an den Computer, lese alles, was mit den Beschwerden in Verbindung zu bringen ist. Über meine Kollegin bekomme ich Zugang auf medizinische Seiten, auf denen ich alles lesen kann, was mich interessiert. Im Laufe der Jahre eigne ich mir ein umfangreiches medizinisches Wissen an. Ich kann inzwischen Röntgenbilder, MRT und CT Aufnahmen enträtseln. Dazu mache ich auch eine bittere Erfahrung, ein Neurologe, dem ich ein Ultraschallbild vorlege und ihn frage, was er, denn auf dem Bild sehe, sagt zu mir:

»So etwas kann ich nicht lesen«. Ich erschrecke darüber, der Arzt kann mit einem Ultraschallbild nichts anfangen? Ein anderer Arzt, dem ich ein MRT auf CD vorlege, sagt mir, er brauche den Bericht, er kann auf der CD nichts erkennen. Fast alle Ärzte, mit denen ich bisher Umgang habe, brauchen immer den Bericht. Das sagt mir jedes Mal, sie können mit den MRT, CT oder Ultraschallbildern nichts anfangen. Inzwischen weiß ich, um Radiologe zu werden, müssen die Ärzte ein wesentlich längeres Studium absolvieren als alle anderen Fachrichtungen.

Außerdem müssen sie Schulungen für jedes einzelne Gerät machen, das sie benutzen wollen, diese Fortbildungen umfassen 8 Stunden. Nur wenn der Röntgenarzt Behandlungen mit intensiveren

Strahlen durchführt, muss er, an einer 24 – stündigen Unterweisung teilnehmen.

Die Fortbildungskurse müssen alle 5 Jahre wiederholt werden um an diesen Geräten arbeiten zu können. Heute bin ich nicht mehr überzeugt, dass die Röntgenärzte alle Krankheiten erkennen, an denen man erkrankt ist und wie diese auf den Bildern aussehen. Jetzt ist mir klar, warum viele Ärzte mit den Aufnahmen nichts anfangen können. Wenn sie sich nicht durch ihr Arbeitsgebiet weiter fortgebildet haben, verfügen sie einfach nicht über das nötige Fachwissen. Es betrifft in meinem Fall das Lipom an der Lendenwirbelsäule.

In mir reift immer mehr der Gedanke, dass mich die Ärzte im Jahre 2012 in die Irre führten, mit der Diagnose Lendenwirbelkanalstenose. Ich merke, wie etwas in meinem Körper wächst und mich total lähmt exakte Bewegungen zu machen, mir fehlt jede Stabilität im Lendenwirbelbereich. Beugebewegungen fallen mir nach wie vor leicht, aber Streckbewegungen sind immer unmöglich, deshalb werde ich auch immer gekrümmter im Rücken. Jeder Tag, den ich erwache, ist die volle Härte.

Ich bin müde, weil ich die Nacht über renne wegen meiner anfälligen Blase. Sofern ich die Beine aus dem Bett schwinge, komprimieren sie und schmerzen, ich kann nach wie vor keinen Schritt ohne Rollator laufen. Nach dem dreistündigen Morgenprogramm-Duschen, Haare kämmen, anziehen und frühstücken, bin ich so erschöpft, dass ich kaum zum Auto komme. Ohne Arbeit kann ich nicht, ich denke immer, wenn ich damit aufhöre, kann ich gleich in den Sarg hüpfen. Es ist mehr als Geldverdienen, sondern auch ein tägliches körperliches, geistiges Training und ein wichtiges soziales Begegnungs- und Betätigungsfeld. Natürlich kann ich auf keiner Arbeitsstelle arbeiten, wo ich mich normal bewegen muss. Unsere Kunden haben das nur hingenommen, wie ich durch die Gegend stolpere, weil sie mich bereits so viele Jahre kennen.

Ich denke, dass ich mir inzwischen schon den Mitleidbonus erarbeitet habe und sie schätzen meine langjährige Erfahrung in dem Beruf als Fußpflegerin. Denn offen gesagt bin ich seit langem eine Zumutung, so durch die Gegend zu wanken. Aber sie wissen auch, dass ich zuverlässig und akkurat arbeite. Wenn das so weiter geht, werde ich mich früher oder später nicht mehr so bewegen können und meine Psyche schleift dann am Boden. Nein das will ich nicht, also werde ich weiter kämpfen.

## GeburtstagsfeierFebruar 2014

Seit dem Tod meiner Mutter feier ich keine »Nuller-Geburtstage« mehr. Im Februar 2014 habe ich den Wunsch, noch einmal eine Party zu feiern, so als wäre ich nicht krank, ohne an mein Elend zu denken.

Eine Fete, an die man sich noch erinnert, wenn ich nicht mehr unter den Lebenden weile.

Mir schwebt vor, eine kleine Aufführung auf einer Bühne vorzuführen, unter dem Motto »Alt wollen wir alle werden, aber nicht älter«. Wegen meinem Unvermögen weit zu laufen, plane ich alles akribisch in meinem Kopf und schreibe dann alles auf.

Zunächst Frage ich Morena, eine Bekannte: »Bist Du bereit mit mir ein Theaterstück aufzuführen«? Sie willigt freudig ein, ich eröffne ihr, dass es keine normale Vorführung wird, sondern wir auf dem Rücken ausgestreckt daliegen und mit unseren Füßen dieses Stück aufführen.

Sie ist erst sehr verhalten, aber sagt dann doch zu. Wir müssen mindestens sechs bis neun Monate üben, werden uns dabei filmen. Gleichzeitig haben wir einen Monitor, auf dem wir unsere Füße in den Bewegungen korrigieren können. Die Kameras leihe ich mir von einem Kameraverleih in Moabit. Sie fragt: »Wie willst du das denn alles Schaffen«? Als Erstes müssen wir uns zweimal die Woche treffen, um Übungen an der Erde zu machen, damit wir die Füße über einen längeren Zeitraum in der Luft halten können. Nach dem wir die Beinmuskeln kräftig trainiert haben, besorge und bastel ich Requisiten für unsere Fußfiguren und schreibe den Text für die Aufführung. Alle körperlichen Herausforderungen sind für mich eine Qual, aber was ich im Kopf, mit meinen Händen und am Computer organisieren kann, beflügelt mich zu Höchstleistungen.

Die Party soll im »Café/Bistro Cabinett« im Regierungsviertel in Berlin-Moabit stattfinden, die Räumlichkeiten bieten genug Platz, für meine 50-60 Gäste, die ich einplane. Die Gastwirtin Monika Bollenberg, wird bereits 2003 zur Wirtin des Jahres nominiert, sie eignet sich hervorragend für meine Bedürfnisse.

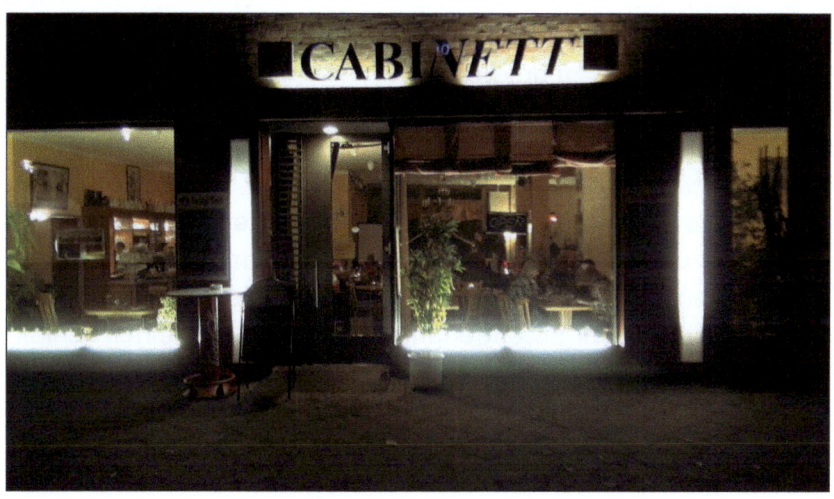

Zusammen mit ihr plane ich den Ablauf der Feier.

Ich organisiere einen DJ, der über eine großartige Musik -und Lichtanlage verfügt, nach Wunsch alle Musikrichtungen auf Lager hat. Einen Kameramann, der die Aufführung und die gesamte Party filmt. Monika hat eine Bühnenplattform, aber ohne Vorhang, da ich die Plattform für den Vorhang nicht anbohren darf, muss ich eine Lösung finden, diesen anders zu befestigen. In einem Prospekt von dem Kameraverleih sind alle Zubehörteile aufgelistet. Darin entdecke ich, dass es Kamerastative gibt, die man bis auf drei Meter fünfzig hochstellen kann. An den Enden der Stative sind Ösen vorhanden, an die ich den Vorhang anknote, diese hochschiebe bis ich die gewünschte Höhe erreiche. Die Bühne wird ja mit Scheinwerfern angeleuchtet, deshalb darf der Stoff nicht durchsichtig sein. Da Bühnenvorhänge teuer sind, muss ich ein bisschen die Kosten im Auge behalten, stoße im Internet auf ein Stoffkontor in Berlin-Wedding. Ich glaube das Schicksal meint es gut mit mir, es ist ein Gewerbehof, wo ich bis an den Eingang fahren kann, nur ein paar Schritte laufen muss. Die blickdichten Vorhänge haben gepfefferte Preise, ich sinne nach einer anderen Lösung. Da ich kaum noch laufen kann, kommt mir sicher wieder mein Mitleidsbonus durch den Rollator zu gute.

Die Verkäuferin sagt zu mir, » im Lager liegt noch ein Restposten, wollen sie sich den einmal anschauen«. Bingo, genau so einen Stoff brauche ich, blickdicht, knitterfrei, preiswert.

Ich kaufe den Stoff, Garn, breite Satinbänder, die ich oben am Vorhang, zum Befestigen an den Stativständern annähe. Ich fertige zwei Seitenwände, eine Rückwand und für den vorderen Bereich werden die Bänder so angenäht, dass ich sie mit einer Schleife am Stativ anbringen kann. Wenn die Aufführung beginnt, soll eine Freundin eine Schleife lösen und der Sichtvorhang schwingt zur Seite. Auf der Bühne haben wir einen Vorhang in sechzig Zentimeter Höhe, hinter dem wir unsere Körper verbergen, man sieht nur die Füße, aus diesem Grund müssen die ersten Tische drei Meter entfernt stehen. Vor Ort Besprechung mit dem Discjockey, dem Kameramann, wegen der Beleuchtung und den Funkmikrofonen, hinter der Bühne brauchen wir wieder einen Monitor um uns zu korrigieren. Erörtern des Büfetts, der Getränkekarte, wann wir mit der Party beginnen und wie der Ablauf ist, Begrüßung, Aufführung, Büfetteröffnung, Tanz.

Ein kleiner Gag am Rande, ich lege an jeden Platz einen Lottoschein, da es Samstag ist, hat der DJ im Internet die Lottozahlen ermittelt, ich lese sie am Mikrofon laut vor. Es ist eine lustige Phase, Text proben, Füße unter Kontrolle kriegen, was haben wir gelacht, wenn wir uns die Aufnahmen ansehen. Morena hat mich am Schluss immer vom Boden hoch gezerrt, es ist eine schöne Zeit, in der ich meine Krankheit für Stunden vergessen kann.

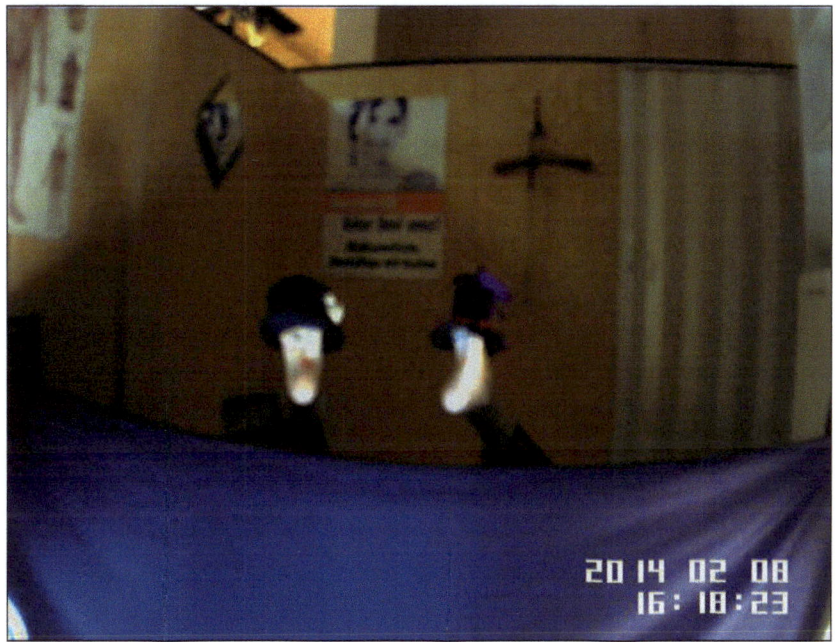

Probe für die Geburtstagsfeier

Da ich noch nie so etwas gemacht habe, komme ich auf die Idee, die erste Premiere vor Publikum woanders stattfinden zu lassen.

Ich frage in einem Behindertenheim an, ob ich in ihrem Aufführungsraum, in dem sie eine Bühne mit Vorhang haben, eine Weihnachtsgeschichte aufführen darf. Geistig behinderte Menschen haben eine besondere Gabe sich zu freuen, sie sind allerdings auch kritisch, hinterfragen alles.

Aus dem Internet suche ich mir den Text »Der kleine Christbaum« aus, den wir jetzt alle Tage auswendig lernen.

Ich begebe mich in ein Dekorationsgeschäft, kaufe die Utensilien für unsere Aufführung, dann nähe und bastel ich. An einer Dekoschnur hängen Weihnachtsbäume aus Schaumstoff, die ich abschneide, sie auf einen kleinen Pappzylinder aufnähe, zuvor habe ich sie mit Dekofarbe grün, blau und weiß gespritzt. Den Christbaum stelle ich zweimal her, einmal nur grün und geschmückt mit Kugeln, Paketen, Lametta, an der Spitze hat er einen Stern. Ich habe ein kleines Buch in einen goldfarbenen Umschlag gebunden, daraus liest der Weihnachtsmann die Wünsche der Kinder vor.

An einer Jalousienstange befestige ich einen goldenen Schlitten, auf den ich Geschenke packe und den Weihnachtsbaum, der später durch die Luft fliegt. Ich krabble über die Bühne, an den Punkt, wo wir unsere Füße schminken und anziehen, draußen auf dem Flur rumort es bereits, die Zuschauer verharren ungeduldig bis sie den Raum betreten können.

Es ist so weit, aber seht selbst!

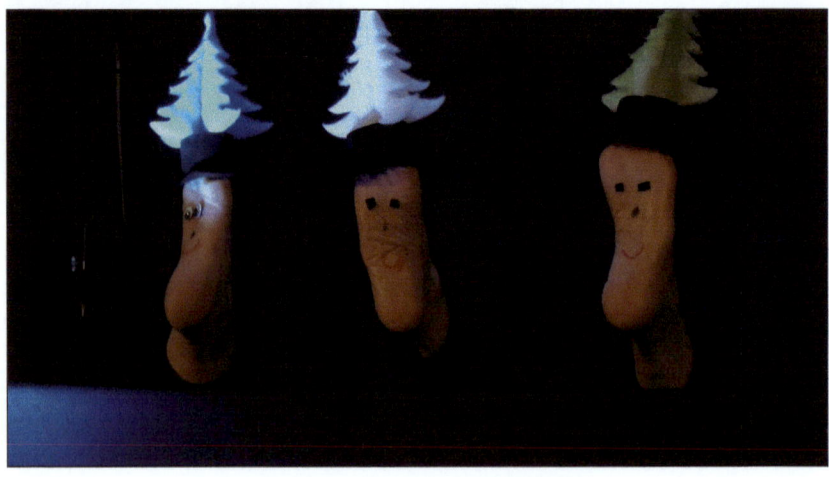

Prämiere der kleine Christbaum
Blautanne-Morena, Weißtanne-Fichte-Petra

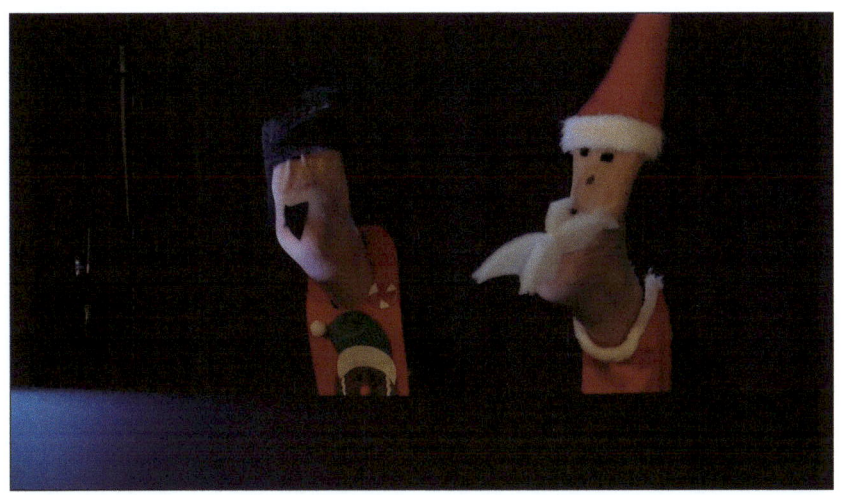

Knecht Ruprecht erzählt dem Weihnachtsmann
von der unglücklichen Tanne.

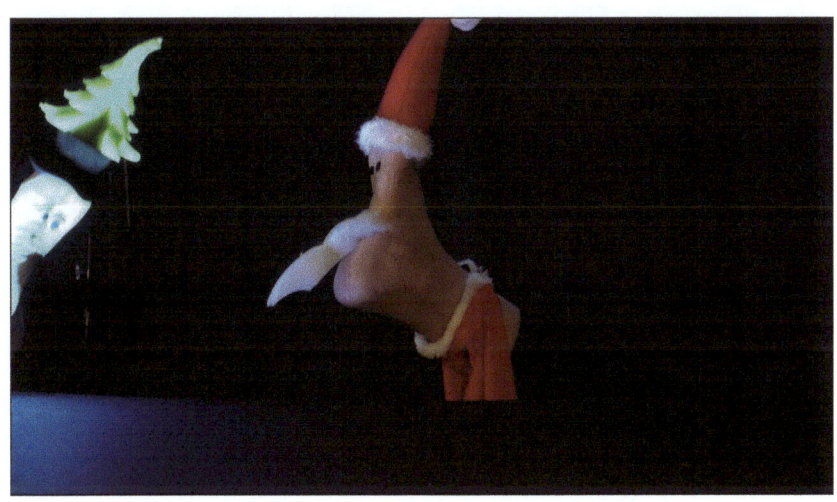

Schau dir meine Spitze an, aus mir wird nie ein Christbaum

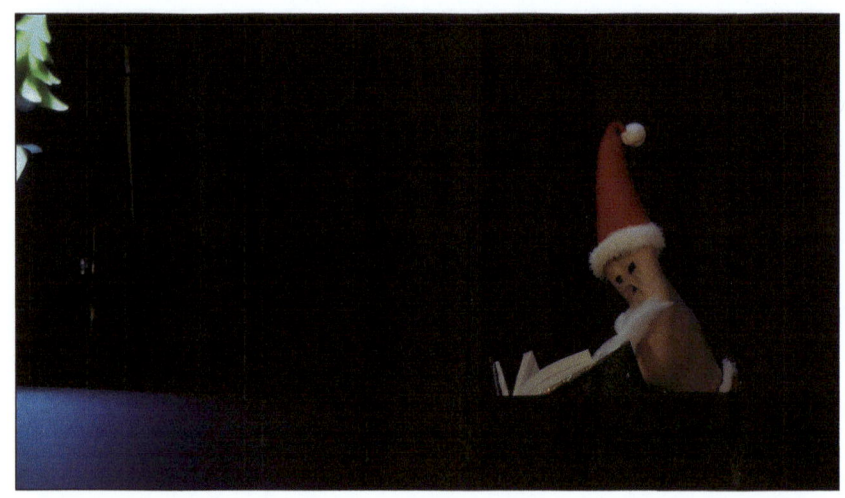

Der Weihnachtsmann schaut in das Wunschbuch und liest, dass die kleine
Sophie, sich sehnlich einen Christbaum wünscht

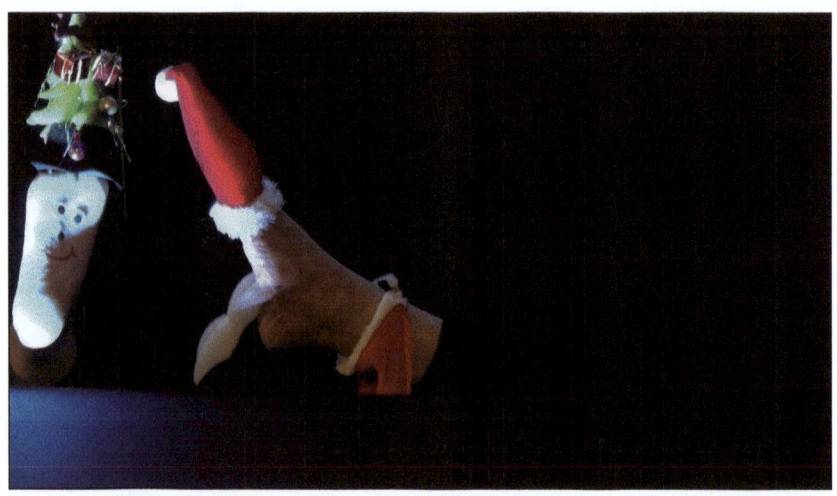

Der Weihnachtsmann sagt, wir schneiden die Spitze abund hängen einen großen
Stern dort hin. Du bist dann ein wunderschöner Christbaum

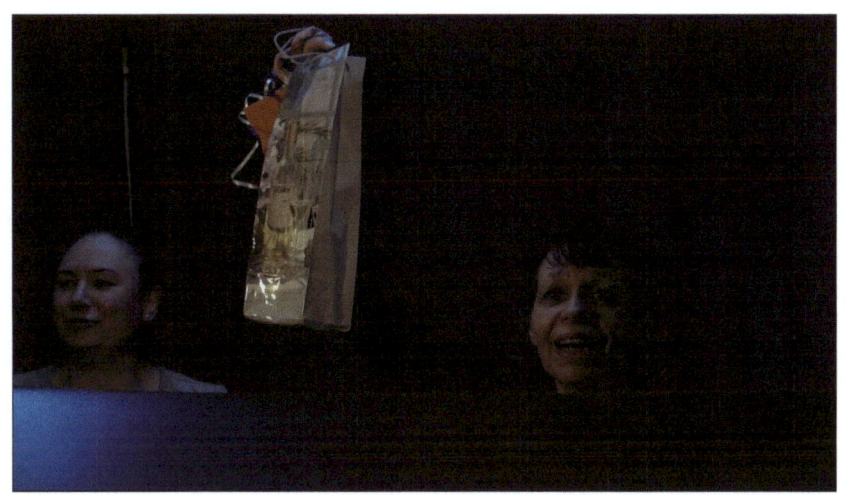

Morena und Petra

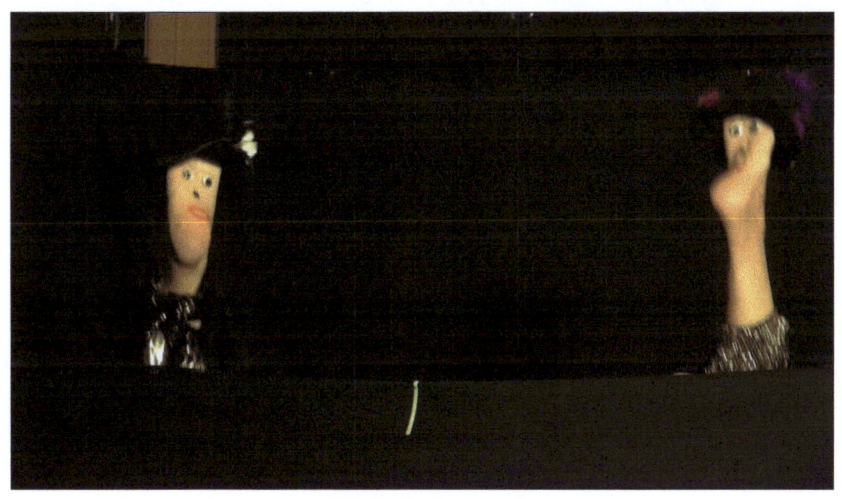

Walburga und Ursula

Am Schluss der Aufführung singen sie, für uns noch ein Weihnachtslied und überreichen uns in der Tüte eine Flasche Sekt. Sie feiern uns wie richtige Stars, fragen nach einem Autogramm. Das hat uns Auftrieb für die Geburtstagsveranstaltung gegeben.

Ohne Morena ist das nicht realisierbar, sie hat die Requisiten geschleppt, alles aufgebaut, ich kümmer mich um die Technik und die Beleuchtung. Die Party findet am Samstag, den 17. Februar statt. In dem Stück lamentieren zwei Damen, Walburga und Ursula über das Älter-werden. Wir sind furchtbar nervös, wird alles klappen, hoffentlich vergessen wir den Text nicht.

Wir hatten in der Probe ein Problem, die Kamera ist nicht auf die Mitte ausgerichtet, es ist nur ein Fuß zu sehen, deshalb haben wir die Mitte der Bühne mit einer Klammer markiert, ja wir haben viel lernen müssen.

Ich denke, dass wir mit der Aufführung, unsere Gäste überraschen, das hat keiner erwartet, dass wir ein Stück mit unseren Füßen aufführen. Ich komme an die Obergrenze der körperlichen Belastung an, aber ich muss für meinen Seelenfrieden noch einmal zeigen, dass ich auch etwas außerhalb der Krankheit kann.

Ich danke Morena, dass sie mich in dem Vorhaben unterstützt hat.

Auch sie ist an der Grenze ihrer eigenen Belastbarkeit angelangt, aber ohne sie kann ich das Vorhaben nicht realisieren.

Für den Applaus der Geburtstagsgäste haben sich alle Anstrengungen gelohnt.

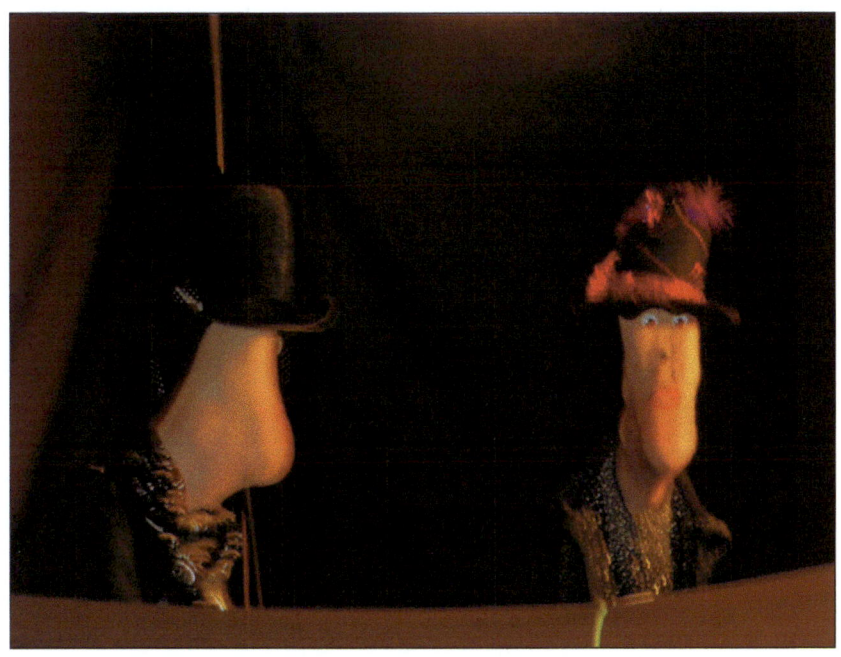

Schlägt der Arsch auch falten, wir bleiben doch die Alten!

## Virtuelle Koloskopie – Darmspiegelung

Weil mein Arzt der Meinung ist, es kann auch am Darm liegen, suche ich im März 2014, für diese Untersuchung ein Institut in Steglitz auf. Da ich keine Sedierung »Leck mich am Arsch Spritze« bekommen kann, beschließe ich, eine virtuelle Darmspiegelung zu machen. Das ist für den Körper nicht belastend, die Gefahr einer Darmperforation ist ausgeschlossen. Die Darmreinigung beginnt obligatorisch mit dem berühmten Abführmittel. Wenn der Darm leer ist, sinkt er zusammen, deshalb wird bei der Untersuchung Luft in den Darm gepustet, damit er sich entfaltet, währenddessen wird ein CT gemacht. Der Vorteil dieser Untersuchungsmethode ist, dass einem nichts in den Darm eingeführt wird. Allerdings muss ich feststellen, dass die eingeblasene Luft, für sich jedoch, ohne Sedierung äußerst schmerzhaft ist. Die Untersuchung dauerte nur zwei Minuten, das kann ich aushalten. Es gibt ein privates Institut in Berlin Steglitz für diese Untersuchung, die Kosten dafür muss ich privat bezahlen, sie belaufen sich auf vierhundert Euro plus Abführmittel. Das hätte ich mir sparen können, da ist alles in Ordnung. Langsam komme ich mir echt blöd vor, ständig zu irgendwelchen Untersuchungen zu laufen, die mir rein gar nichts bringen, aber was bleibt mir anderes übrig. Verdammt nochmal, es muss doch einen Arzt geben, der herausfindet, an welcher Krankheit ich leide.

## Blut spucken

Im Juni 2014 ist mir hundsmiserabel, ich spucke Blut, eine Kollegin fährt am Abend mit mir ins Krankenhaus. Der Arzt in der Notaufnahme macht ein EKG und nimmt Blut ab.

Er sagt: «Sie stehen kurz vor einem Herzinfarkt, ich muss sie stationär aufnehmen». Wie kann das sein, ich hatte noch nie etwas am Herzen, außerdem ist das Blut wegen der PTT Verlängerung zu dünn, da bin ich eher nicht Herzinfarkt oder Schlaganfall gefährdet.

Ich nehme an, dass das Blut aus der Lunge kommt, da ich ihm kein Wort glaube, unterschreibe ich ihm das Formular und verlasse auf eigenen Wunsch das Krankenhaus. Ich muss ihm aber versprechen, dass ich mich am nächsten Tag von meinem Arzt wieder einweisen lasse, wenn die Beschwerden sich nicht bessern.

Selbstbewusst fahre ich am nächsten Tag zum Internisten, felsenfest davon überzeugt, dass am Vortag die falsche Diagnose gestellt wird. Er liest die Unterlagen aus dem Krankenhaus, anschließend macht er auch ein EKG, er sagt zu mir, ich sei Schlaganfall gefährdet, schreibt mir erneut eine Krankenhauseinweisung. Diese Aussage verunsichert mich, da ich kein EKG Protokoll lesen kann, bin ich darauf angewiesen, was die Mediziner diagnostizieren. Damit suche ich am nächsten Tag um 19.00 Uhr das Krankenhaus auf.

Der diensthabende Arzt meckert mich an, weil ich jetzt erst mit der Einweisung komme. Ja es ist spät, aber ich brauche lange, bis ich meine Sachen zusammen habe, flinker bin ich nicht. Ich gebe ihm das Untersuchungsergebnis vom Vortag. Der Arzt liest die Unterlagen, er fragt mich: »Was wollen sie jetzt hier«? »Ihr Kollege ist der Meinung, ich sei Herzinfarkt oder Schlaganfall gefährdet, außerdem spucke ich Blut«. Er lacht mich aus: »Na, wie kommen sie denn auf die Idee was am Herzen zu haben«. »Ich komme nicht auf die Idee, sondern ihr Kollege«. Nach dem er bei mir ein EKG gemacht hat. »Nie im Leben haben sie etwas am Herzen, ich kann nichts auf dem EKG entdecken«, erwidert er.

Jetzt, reicht es mir, ich sage ihm: »Ihre betriebsinternen Probleme müssen sie bitte mit ihrem Kollegen ausdiskutieren, mir geht es jedenfalls nicht gut und mein Internist hat eine Einweisung geschrieben«, danach nimmt er mich stationär auf. Eine Woche lang wird mein Herz untersucht, vierundzwanzig Stunden EKG, Herzecho, Belastungsprüfungen usw.

Eine Magenspiegelung wird auch durchgeführt, da ich keine Medikamente vertrage, machen sie die Untersuchung ohne Sedierung, ich kann am Monitor zusehen. Wenn man sich darauf konzentriert, ist das kein Problem. Ich bekomme einen Beißring in den Mund, in dem ein Loch ist, durch das Loch führt der Arzt den Untersuchungsschlauch ein, an dem eine Kamera mit Beleuchtung ist, mit der sie den Untersuchungsraum ausleuchten. Man muss konzentriert durch die Nase atmen, um den Würgereflex in den Griff zu bekommen. Dieser kann auftreten, wenn der Schlauch durch den Rachenring geschoben wird. Dann gibt es noch einen kurzen Druck, wenn der Untersuchungsschlauch in den Magen übergeht, sieht man die Magenschleimhaut.

Unten am Grund des Magens sieht es aus, als wenn sich ein grünliches Ahrenfeld im Wind hin und her schwingt. Ich denke, da wird die Magensäure produziert, dann noch einen Ruck, der Zwölffingerdarm wird inspiziert, der Schlauch wird in den Magen zurückgezogen.

Im Magen werden jetzt noch Gewebeproben abgenommen. Dafür führt ein Assistent, einen dünnen Schlauch in die Magensonde ein, an dessen Ende ein kleines Schneideinstrument ist. Auf der anderen Seite hat er einen Griff, ähnlich eines Zangengriffs, mit dem er die Gewebeprobe abzwickt. Für jede Probe muss er einen anderen Schlauch einführen, das wird dreimal gemacht, dann zieht er die Sonde wieder heraus. Dabei stellen sie fest, dass ich eine axiale Hiatushernie und zu viel Magensäure mein eigen nenne.

Bei einer Hiatushernie ist das Zwerchfell eingerissen, der Magen ist ein Stück nach oben in den Brustkorb gerutscht. Das ist in der Regel nicht gefährlich. In der Vergangenheit wunderte ich mich, dass ich so viel Huste. Danach ist immer ein zäher weißer Schleim in meinem Mund, der erzeugt minutenlange Hustenanfälle, Sodbrennen habe ich keins. Jetzt ist mir klar, warum ich viel husten muss, ich huste den Mageninhalt hoch.

Denn wenn der Magen ein Stück nach oben gerutscht ist, ist auch der Weg kürzer um den Inhalt hoch zu husten.

Als ich morgens im Krankenhaus aufwache, steht ein Pillenbecher auf dem Nachttisch, darin liegt eine kleine gelbe Tablette. Ich ergreife den Becher, begebe mich zur Krankenschwester, frage sie, was das für eine Pille sei. »Die müssen sie nehmen, ist gegen die Magensäure«. Auf meinen Einwand, dass ich Allergikerin sei, winkt sie ab und sagt, »ich müsse die nehmen«, die Ärztin kommt, auch sie sagt: »Die müssen sie nehmen«. Ich habe inzwischen im Internet nachgesehen, was das für eine Tablette ist, es ist ein Aufdruck darauf, es handelt sich um einen Säureblocker. Da ich kein Sodbrennen habe, will ich nicht mit Kanonen auf Spatzen schießen, ich nehme die Pille wegen meiner Allergien nicht.

Noch eine Anekdote am Rande: Da ich in letzter Zeit öfter Blut spucke, habe ich mich bereits ambulant in dem Krankenhaus angemeldet, die Klinik verfügt laut der Aussage meines früheren Lungenarztes, über den besten Thoraxchirurgen der Stadt. Der Termin fällt genau in die Zeit, als ich dort stationär einliege. Ich denke, da kann ich ja zwei Fliegen mit einer Klappe schlagen, ich sage den Termin nicht ab. Überall im Krankenhaus hängen Zettel, auf denen geschrieben steht, dass der Thoraxchirurg mit seinen Untersuchungsräumen in ein Nebengebäude umgezogen ist.

Genau an dem Tag soll die Magenspiegelung stattfinden. Ich sage zu dem Oberarzt, der diese Untersuchung durchführen soll, »ich müsse zuerst zum Thoraxchirurgen«, da ich den Termin bereits vorher geplant habe. Er ist einverstanden:»Dann kommen Sie bitte danach zur Magenspiegelung«. Um acht Uhr dreißig ist der Termin bei dem Thoraxchirurgen, ich laufe Viertel nach acht dort hin. Es ist wie in einem Gruselfilm dunkle staubige, unbeleuchtete Betongänge, keine Tapeten oder Farbe an den Wänden.

Ich fahre mit dem Fahrstuhl nach oben, oben angekommen sitzt dort ein älteres Paar: Ich grüße mit, »Guten Tag«, setze mich neben sie auf einen Stuhl. Keiner spricht ein Wort, an der Tür hängt das Namensschild des Thoraxchirurgen.

Um neun Uhr hält der Fahrstuhl, es tritt ein hagerer älterer Arzt heraus, er betritt das Zimmer, an dem der Name des Chirurgen steht.

Kurz danach verlässt er es wieder, schließt das Zimmer ab und fährt mit dem Fahrstuhl hinunter. Zehn Minuten später kommt der Arzt wieder nach oben gefahren. Er fragt uns: »Wollen sie zu Dr. Sowieso«? Ja, da wollen wir hin. Er ist es selbst, ich kann mich bloß nicht mehr an ihn erinnern, das letzte Mal haben wir uns vor sieben Jahren gesehen. Er sagt uns, dass sein Büro noch nicht umgezogen ist. Na das ist ja, eine hervorragende Organisation. Da sitzen drei Patienten auf einem dunklen staubigen Flur, in einem Betonbunker, der Arzt läuft zweimal an uns vorbei, ohne uns anzusprechen. Es ist doch einfach, unter die Plakate, die überall auf den Umzug hinweisen, einen kleinen Zettel anzuhängen. Mit der Aufschrift:»Wir sind noch nicht umgezogen, sie finden uns in den alten Räumen im

Erdgeschoss«. Ob es noch sinnvoll ist, zu diesem Arzt zu gehen? Bei so viel Ignoranz den Patienten gegenüber muss ich das noch einmal überdenken. Wir setzen uns in Bewegung, ich folge ihnen.

Natürlich brauche ich länger für die Rückstrecke, als die Anderen, aber es ist ja auch egal, weil das Ehepaar ja sowieso vor mir rankommt. Dort angekommen, fragt mich seine Sekretärin, weshalb ich in die Sprechstunde komme.

Ich teile ihr mein Anliegen mit, frage gleich, wie lange es etwa dauert, da ich ja noch zur Magenspiegelung muss. Sie sagt: »Das geht nicht, sich stationär und ambulant gleichzeitig behandeln zu lassen«. »Gut, dann zahle ich den Beratungstermin privat«. »Das geht auch nicht«, sagt sie, verschwindet in dem Arztzimmer.

Ich überlege, ob ich gleich zur Magenspiegelung abzische, aber da kommt sie wieder heraus und sagt, der Arzt wird mich jetzt empfangen. Mein alter Lungenarzt hat mich damals, bevor er in Rente geht, bei dem Chirurgen angemeldet. Er ist seiner Meinung nach der beste Thoraxchirurg der Stadt. Der Arzt sucht im Computer meine Unterlagen, er findet keine, ist seine EDV bereits umgezogen im Gegensatz zu ihm?

Ich schildere ihm, dass ich seit circa zehn Tage, Blut spucke, zurzeit stationär im Hause bin. Er schimpft laut vor sich hin und sagt »was da hat man noch keine Röntgenbilder oder Ähnliches gemacht«, das ist es dann auch gewesen. Ich habe nichts mehr gehört von dem Arzt, da ich am nächsten Tag entlassen werde. Also alles in allem ein bisschen chaotisch, später geht die Geschichte des Krankenhauses noch weiter. Nach einer Woche verlasse ich das Haus Richtung Heimat, mit dem Wissen, aus dem Magen kommt das Blut nicht, Herzinfarkt oder Schlaganfall gefährdet bin ich auch nicht.

Die gesamte Zeit im Krankenhaus bin ich an meinen Rollator gefesselt, wenn ich zu den Untersuchungen gehe.

# Medikamente

Da ich von den Ärzten ständig mit Medikamenten bedroht werde, schreibe ich ein paar Worte darüber. Ein Pharmazeutikum zu entwickeln ist kostenintensiv und langwierig, es rechtfertigt trotzdem nicht die überhöhten Preise für Arzneimittel. Wenn man die Macht hat die geeigneten Hebel zu bedienen, kann man teure Originalmedikamente zu Spottpreisen erhalten. Nur wir Patienten verfügen leider nicht über die richtigen Hebel.

Allerdings haben wir heute über das Internet die Möglichkeit große Dinge zu vollbringen, wir müssen uns nur einig sein, damit haben wir den Hebel in der Hand auch Preise zu bewegen.

Medikamentenforschungen, in denen man nach Wirkstoffen sucht, die Krankheiten lindern oder heilen können, durchlaufen in der Regel 4 Phasen. Heute sind Computerprogramme in der Lage die beste Wirkstoffeignung zu testen. Danach wendet man diese an Zellkulturen und Tieren an. Wenn der Wirkstoff sich eignet, testet man sie an gesunden, anschließend an erkrankten Menschen. In Kliniken und Arztpraxen werden die Wirkungen des Präparates ermittelt. Wenn die Ergebnisse positiv ausfallen, beantragt der Hersteller die kostenpflichtige Zulassung bei einer Gesundheitsbehörde, das Prüfungsverfahren dauert circa 2 Jahre. Die Zulassungsstelle beobachtet in Phase 4 die Wirksamkeit und die Nebenwirkungen des Medikaments. Der Hersteller bekommt von den verschreibenden Medizinern Rückmeldungen und kann die Dosierungen durch die gemeldeten Erkenntnisse des Arztes noch verändern. Für ein neu entwickeltes Mittel forscht das Pharmaunternehmen 10 bis 12 Jahre, nach Zulassung des Präparats laufen die Patente dafür 20 bis 25 Jahre, erst danach dürfen diese von anderen Firmen kopiert werden.

Die chemisch hergestellten Nachahmerprodukte nennt man Generika, wenn Medikamente Zusätze enthalten wie Bakterien, Pflanzen, andere lebende Zellen, nennt man sie Biopharmazeutika.

Heute werden diese Biopharmazeutika hergestellt in dem man die Erbinformationen auf Tierzellen, Pilze oder Bakterien überträgt. Bei den Biowirkstoffen lassen sich durch Temperatureinfluss sowie andere Umstände keine identischen Wirkstoffe herstellen. Deshalb kann kein Unternehmen diese Arznei zu 100% kopieren, sondern kann nur ein ähnliches Produkt erzeugen. Generika werden aus den Originalzutaten plus unterschiedlicher Zusatzstoffe hergestellt. Für diese Mittel durchläuft die Firma ein Prüfungsverfahren, kann dann nach Zulassung und Ablauf der Patente der Originalfirma, sein Medikament auf den Markt bringen. Das ist für jeden Patienten relevant. Bei diesem Pharmazeutikum haben die Apotheken, die je nach Rabattvertrag der Krankenkasse, die Möglichkeit das Präparat auszutauschen. Der behandelnde Arzt kann vermerken, wenn es das Original sein soll. Auch bei den Biosimilar (Nachahmerprodukt) ist es möglich, das Produkt ähnlich dem Original zu fertigen und in kürzerer Zeit nach Ablauf der Patente das Medikament auf den Markt zu bringen. Diese Präparate unterliegen nicht dem Rabattgesetz, dürfen nur auf ausdrücklichen Wunsch des Arztes wegen etwaiger Nebenwirkungen umgestellt werden. Die Patienten haben kaum die Möglichkeit, die Herstellungskosten für ein Medikament nachzuvollziehen, da die Preise für die Inhaltsstoffe nicht bekannt gegeben werden. Zudem kommen die Kosten für Forschung, Herstellung, Vertrieb und vieles mehr. Es ist für mich nicht nachvollziehbar, ob ein Medikament teuer oder preiswert ist, da es keine Vergleichsmöglichkeiten gibt. Die Preise werden erst transparenter, wenn die Patente abgelaufen sind, die Nachahmerprodukte preiswerter auf den Markt kommen, kann man erahnen, welchen Profit das Originalprodukt eingespielt hat. Der Markt wird durch eine Vielzahl von Medikamenten überflutet, dass die Patienten damit überfordert sind, zu entscheiden, welche Pillen die richtigen sind. Bei der Menge an Medikamenten, die die Patienten einnehmen, müssen sie stundenlang alle Beipackzettel bis ins Kleingedruckte lesen.

## Misere Krankenhauskeime

Richtige Visite wird in manchen Krankenhäusern nicht mehr gemacht, es kommt nur sporadisch ein Arzt vorbei und teilt einem die nächsten geplanten Untersuchungen mit.

Am Entlassungstag gibt mir die Stationsärztin den vorläufigen Entlassungsbericht und ich traue meinen Augen nicht. Der Brief ist an meinen alten Hausarzt gerichtet, bei dem ich bereits seit vielen Jahren keine Patientin mehr bin. Das moniere ich bei der Ärztin, die dann widerwillig die Anschrift auf den einweisenden Arzt ändert, diese Geschichte setzt sich in einem späteren Kapitel fort. Das ist eine äußerst schlampige Führung der Krankenunterlagen, da wundert es mich nicht, wenn das falsche Bein amputiert wird.

Ach ja, die Hygiene ich frage mich, warum die Ärzte sich wundern, dass sie ständig Krankenhauskeime auf den Stationen haben, die sie nicht bekämpft bekommen. Als stationäre Patientin hat man genug Zeit zu beobachten, wie in den Abteilungen geputzt wird. Da kommt die Reinigungskraft mit Ihrem Wassereimer, sie betritt ein Zimmer, wo ein Stoppschild warnt »Vorsicht Keime«. Sie zieht sich zwar Handschuhe an und entsorgt diese auch wieder, wenn sie das Zimmer verlässt. Läuft dann mit dem gleichen Wischeimer und Lappen in das nächste keimfreie Krankenzimmer. Sofort ist die Kette unterbrochen, die Keime können sich verbreiten.

Sie haben nur eine Chance die Krankheitserreger im Zaum zu halten, wenn in jedem Zimmer ein kleiner Schrank oder Verschlag ist, in dem man die Putzutensilien unterbringt. Mit den Sachen wird nur in dem Raum gewischt. Sollte sich dort ein Keim einschleichen müssen die Utensilien vollständig nach der Entlassung des Patienten entsorgt werden. Gang und gäbe ist aber, mit einem Eimer Wasser wird die gesamte Station geputzt. Das Putzpersonal muss besser ausgebildet sein um die Hygieneregeln einhalten zu können. Türklinken und die Handläufe von den Bettgestellen müssen auch täglich mit Desinfektionsmittel abgewischt werden, auf der Station kleben die Türklinken so, dass ich mich bei der Stationsschwester beschwere.

Bereits vor vielen Jahren als man meine MS diagnostiziert, hat mir ein Arzt gesagt, es nutzt nur, wenn sich die Patienten über unzureichende Hygiene beschweren, erst dann wird eingegriffen. Ich soll wegen der Verdachtsdiagnose MS stationär aufgenommen werden, aber es ist kein Bett frei, ich höre wie der diensthabende Arzt mit einem anderen Krankenhaus telefoniert, die auch kein Bett freihaben. Er sagt, zu seiner Kollegin: » Sie ist ein interessanter Fall, ich würde sie gerne dabehalten«.er fragt mich: »Sind sie damit einverstanden, auf eine Station zu kommen, wo Patienten mit ansteckenden Krankheiten in Isolierzimmern liegen. Sie haben dort ein Zimmer in dem zwei weitere nicht ansteckende Patienten liegen, da kann man noch ein Bett dazu packen«, ich willige ein. Vor dem Krankenzimmer sitzt ein Wachmann, weil in dem Zimmer eine an Gehirnhautentzündung erkrankte Frau liegt, die nach Ihrer Genesung wieder ins Gefängnis muss. Sie ist wegen Beihilfe zum Mord, zu einer fünfjährigen Gefängnisstrafe verurteilt worden. Von dieser Strafe muss sie nach dem Krankenhausaufenthalt noch zwei weitere Jahre absitzen. Die andere Patientin wird noch am selben Tag aus dem Zimmer geholt.

Dadurch verbringe ich die Nacht mit einer »Mörderin«. Ich ziehe meine Bettdecke bis unter das Kinn, schaue immer wieder zu ihr rüber um mich zu vergewissern, dass sie in ihrem Bett liegt. Sie trägt mehrere Piercings an ihren Ohren, sie ist am gesamten Körper tätowiert. Tagsüber rennt sie alle naselang, mit dem Wachmann runter in den Garten ich denke zum Rauchen, wundere mich aber, weshalb sie immer glasige Augen hat. Zu mir ist sie sehr nett, sie erzählt mir später, dass sie unten im Hof Rauschgift konsumiert, für mich ist das Neuland, ich habe nie Drogen genommen.

Das Krankenzimmer ist nicht schmutzig, sondern super dreckig, igitt.

An dem Nachttisch mache ich das Ablagebrett hoch, darunter

sehe ich, dass bereits vor ewigen Zeiten dort Essen heruntergelaufen ist. Auf dem Waschbecken steht ein Gefäß mit Scheuersand, ich nehme mir ein Einmalhandtuch, scheuer damit an einer verschmutzten Stelle des Nachttisches, siehe da, die Essensreste lassen sich abwischen. Auf dem Flur suche ich eine Reinigungskraft, nehme sie mit ins Zimmer und zeige ihr den Dreck. Sofort hält sie sich den Rücken, sagt mit schmerzverzerrtem Gesicht, sie könne sich nicht bücken. Ich sage ihr; »Okay, wenn sie krank sind, müssen sie nach Hause gehen und eine andere Reinigungskraft muss die Arbeit machen«. Fluchend nimmt sie einen Lappen, scheuert an dem Nachttisch rum, alle paar Minuten jammert sie über Ihre Rückenschmerzen. Aber auch sonst ist in diesem Zimmer nichts sauber, die Bettgestelle kleben, auf den Lampen über unseren Betten ist auch ewig kein Lappen mehr gewandert. Ich beschwere mich offiziell bei der Klinikleitung über den Schmutz. Am frühen Nachmittag kommt der Chef der Putzfirma, mit mehreren Reinigungskräften und die schimpfen wegen der Schweinerei. Wir müssen für den Rest des Tages unser Zimmer räumen, Betten und Schränke werden heraus geschoben eine Grundreinigung wird durchgeführt.

Bereits Julius Hackethal schreibt in den siebziger Jahren in seinen Büchern über die mangelnde Hygiene in den Operationssälen.

Der Verdacht auf eine multiple Sklerose hat sich bestätigt, deshalb bekomme ich hoch dosiert Kortison, zu diesem Zeitpunkt entwickle ich zum ersten Mal eine Allergie gegen das Medikament.
    Es geht mir hundsmiserabel wegen der Tabletten, ich frage den Arzt, ob ich sie nicht absetzen kann. Er besteht darauf, dass ich die Pillen weiter nehme, ich bemerke, er ist nicht kompromissbereit. Weil es mir aber immer beschissener geht, beschließe ich, diese nicht mehr einzunehmen.
    Ich schütte sie in meine Kulturtasche, nach dem eigenmächtigen Absetzen geht es mir bald wieder besser. In dem Entlassungsbe-

richt steht dann, unter hohen Gaben von Kortison bessert sich der Zustand, das war ein Placebo für die Ärzte, Hauptsache sie haben daran geglaubt. Zu Hause kippe ich einen riesigen Berg Pillen aus der Kulturtasche.

## Schwindelattacken mit Vernichtungsgefühl

Ich habe seit gestern, ausgeprägte Schwindelattacken, die sich folgenderweise äußern, immer wenn ich mich hinlege oder eine Kopfbewegung mache, ist mir so schwindelig, dass mein Körper zittert, mir total übel ist. Es ist ein vernichtendes Gefühl, dass ich die Konfrontation mit diesen Auslösern vermeide. Im Juli 2014 um ein Uhr nachts fährt Erika mit mir, in ein Krankenhaus zur Ersten Hilfe. Wegen des Schwindels laufe ich, als habe ich einen Stock im Arsch und mein Kopf ist festgeschraubt am Körper.

Die diensthabende Ärztin legt mir einen Zugang, um vier Uhr morgens kommt ein Arzt von der Station, er sagt, ich soll mich hinlegen. Obwohl ich ihm zuvor berichte, dass ich auf keinen Fall liegen kann. Okay, ich lege mich hin, mein Körper fängt an, sich zu schütteln, dass ich mich an der Untersuchungsliege festklammern muss. Der Arzt lässt mich wieder aufsitzen, schwingt mich einmal zur Rechten sowie zur Linken Seite auf der Behandlungsliege. Er schaut durch eine große Spezialbrille, die man für solche neurologischen Untersuchungen nimmt, um die Bewegungen der Augen zu beobachten. Diese Brillen finde ich amüsant, von meiner Seite, sehen die aufgerissenen Augen des Arztes aus, als wenn sie gleich aus dem Kopf fallen.

Anhand der Augenbewegungen kann er neurologische Ausfälle diagnostizieren. Der Arzt kann nichts entdecken. Er geht nach der Untersuchung sofort auf die Station, um mit dem Oberarzt zu beratschlagen, ob sie mich aufnehmen sollen. Denn es handelt sich mit Sicherheit um meine multiple Sklerose, diese muss mit Kortison behandelt werden. Auf meinen Einwurf, dass ich das Medikament nicht vertrage, dass die MS deshalb nicht damit behandelt wird, schüttelt er den Kopf und entfernt sich. Inzwischen ist es sechs Uhr in der Früh, ich überlege mir, der Oberarzt kommt sicher nicht vor sieben, acht Uhr zum Dienst. Das bringt mir in diesem Fall nichts, sie wollen meine MS behandeln, ich bin jetzt bereits dreißig Stunden ohne Schlaf wegen des Schwindels. Ich laufe raus auf den Flur zu der Ärztin, sage ihr, es hat keinen Sinn zu warten, ich gehe wieder nach Hause, bitte machen sie mir den Zugang raus.

Sie antwortet, sie kommt gleich. Eine halbe Stunde später, schaue ich noch einmal auf den Flur, die Ärztin sitzt am Computer, spielt PC-Spiele. Ich bitte sie abermals, mir den Zugang rauszunehmen. Eine weitere Viertelstunde ist um, ich habe die Nase voll, ich brech gleich zusammen und sie spielt am PC.

Ich sage zur Ärztin: »Auf Wiedersehen, ich kann nicht mehr, ich mache mir den Zugang zu Hause selber raus«. Da kommt plötzlich Bewegung in die Frau, auf einmal kann sie mir den Zugang entfernen. Ich hätte absolut nichts gesagt, wenn sie andere Patienten behandeln muss, aber ihre PC Spiele will ich unter diesen Umständen nicht abwarten.

Erika fährt mich nach Hause, ich bemühe mich, wach zu bleiben, frühstücke, mache mich für die Arbeit fertig. Ich schaffe meine Arbeit noch, aber dann fahre ich Heim. Wegen der großen Müdigkeit kann ich mich nicht mehr erinnern, ob ich Junge oder Mädchen bin. Aber an ein Hinlegen ist aufgrund des Schwindels nicht zu denken, ich setze mich gerade mit hochgelegten Beinen auf die Couch, wo ich nach neun Stunden wieder erwache, aufrecht natürlich. Am nächsten Morgen rufe ich bei meinem Neurologen an, frage die Angestellte, ob ich vorbeikommen kann. Wegen eines starken Schwindels habe ich die Nacht zuvor in der Notaufnahme verbracht. Mein Arzt ist nicht da, aber ich kann zum Vertretungsarzt kommen. Ein fachkundiger Arzt untersucht mich, in dem der mich auf die Behandlungsliege setzt, mich zu beiden Seiten mit raschen Bewegungen auf der Liege hin und her schwingt. Er schaut durch die Spezialbrille und sagt:»Ach, Sie haben einen Lagerungsschwindel, der kommt vom Innenohr. Wenn die Ohrensteinchen, die in der Schnecke des Ohres sind, in die falsche Umlaufbahn geraten, ist es, als hat man ein Pendel im Kopf, deshalb ist einem dann so schwindelig«.

Er macht ein paar Lagerungsübungen mit mir, siehe da, auf einmal ist der Schwindel nicht mehr so stark. Er gibt mir einen Zettel, auf dem sind die Übungen abgebildet. Diese muss ich jetzt zweimal täglich so lange zu Hause machen, bis der Schwindel 24 Stunden nicht mehr auftritt. Ich kann kaum glauben, was sich alles in meinem Körper abspielt.

Da werden Iliosakralgelenke als etwaige Übeltäter entlarvt, ständig meine MS für alle Eventualitäten missbraucht, der Darm unter den Verdacht gestellt mir das Laufen zu vermiesen, jetzt sind meine Ohrensteinchen in der Schnecke verrückt geworden. Nur den wahren Übeltäter hat Kommissar Arzt noch nicht überführt.


## Aktuelle Beschwerden 6

Neuerdings bekomme ich schmerzhafte Wassereinlagerungen in meinen dünnen Beinen, aber der Internist findet diese Einlagerungen nicht dramatisch. Aber mein Internist schickt mich trotzdem zu einer Spezialistin für Lymphödeme. Sie diagnostiziert ein leichtes Lymphödem. Sie verschreibt mir Kompressionsstrümpfe, die ich infolge meiner namenlosen Krankheit nicht tragen kann. Die Strümpfe verursachen mir wegen der Kompressionen in den Beinen starke Beschwerden, dass ich es nicht aushalte. Ach übrigens, bereits bei der Rückenoperation, brauchte ich angesichts der Schmerzen keine Kompressionsstrümpfe tragen.

Meine Wirbelsäule kann ich nicht strecken, mir ist, als habe ich ein krummes Brett im Rücken, das mich daran hindert mich kerzengerade aufzurichten. Die Schmerzen kommen immer aus der Kreuzbeinregion, ich kann mittlerweile einen Knubbel an dem Kreuzbein ertasten. Inzwischen kann man ihn auch sehen, es bereitet Schmerzen, wenn ich darauf drücke. Ich muss immer zu Hause sitzen, weil meine Wegstrecke wegen dem Spasmus und der Blasenschwäche so kurz geworden ist. Wenn ich ein Kaufhaus aufsuche, komme ich bis zum ersten Verkaufsständer, dann unterbreche ich den Einkauf, begebe mich erst einmal auf die Toilette, bevor es in die Hose geht. Ich kenne inzwischen alle Klofrauen in dem Haus.

Ich kann maximal ein Kleidungsstück anprobieren, entweder es passt oder ich muss ohne etwas gekauft zu haben das Haus verlassen. Mein Fuß bekommt bei solchen Belastungen wieder einen Spasmus, er trägt meinen Körper nicht mehr. Zuweilen bin ich echt verzweifelt, fühle mich von den Ärzten allein gelassen. Mir selber will auch nichts mehr einfallen, wie ich herausbekommen kann, was mir fehlt. Den Tag verbringe ich mit Schmerzen am Kreuzbein und in den Beinen im Sitzen, weil die Schmerzen dann erträglich sind. Wegen meiner Medikamentenallergie nehme ich keine Tabletten, kann mir daher keine Erleichterung verschaffen. Besonders qualvoll empfinde ich die Nervenstörungen, die mich am Laufen hindern. Die Komprimierungen im Körper fühlen sich an, als wenn man Luft in die Wirbelsäule einbläst, die sich durch jeden Schritt im Körper verdichtet und für einen gewaltigen Überdruck sorgt. Der die Nerven, das Herz, die Fußgelenke und die Lunge bedrängt. Der rechte Fußheber funktioniert nicht. Nachdem der Fuß erst schlapp nach unten hängt, folgt ein Spasmus, der den Fuß in eine schmerzhafte Spitzfußstellung dreht, vor dem Sprunggelenk den Fuß samt den Zehen scharf nach links drängt. Ähnlich wie bei einem Krampf, der sich nicht löst, mich natürlich auch nicht mehr laufen lässt. Wer von den Ärzten hat so etwas selbst am eigenen Leib erlebt, sodass er sich erheben kann, mir zu sagen, das kann nicht sein, schon gar nicht von Ihrem Gewächs am Kreuzbein. Ich kann ihnen versichern, dass dem so ist, ich erlebe es bereits seit fünf Jahren jeden Tag.

# Verzweiflung

Wieder einmal sitze ich da, starre vor mich hin, sinne nach einer Lösung, für mein Problem.

Ich nehme mir die Arztberichte, alle CDs, MRTs, CTs vor, durchforsche das Internet, nach einem kompetenten Facharzt. Alle bisher aufgesuchten Experten sind sich einig, dass man so etwas nicht operieren muss, wenn es einen stört, dann nur als Schönheitsoperation, die man selbst bezahlen muss.

Ich bin kurz davor verrückt zu werden, dieses Ding in meinem Rücken, stört mich nicht, wenn es mir nicht mein Leben raubt und mich zum Krüppel macht. Das ist ein problematisches Vorhaben, wenn es sich nach Lage der Dinge um ein gutartiges Gewächs handelt. Mit dieser Aussage lehnen sich die Ärzte, weit aus dem Fenster, verfügen über den Röntgenblick, der ihnen erlaubt eine histologische Diagnose von außen zu stellen.

Nicht jedes im MRT oder CT sichtbare Lipom ist gutartig.

Wochenlang recherchiere ich im Internet, verdammt nochmal, mindestens fünfzig medizinische Berichte lese ich von Experten aus aller Welt, die mein Problem darlegen. Ich sehe mir die Videos an, von Operationen, in denen man gigantische Gewächse entfernt. Aber nie ist bei solchen Berichten ein Arzt namentlich erwähnt, sodass ich darauf zurückgreifen könnte. Ich sehe auch, dass solche Operationen überwiegend von plastischen Chirurgen durchgeführt werden. Also lese ich alle Bewertungen, die es für solche Chirurgen in Berlin gibt. Dabei stoße ich auf einen Professor, der durchweg nur positive Bewertungen hat und eine Kassenzulassung sein eigen nennt.

# Lichtblicke

Dieser Professor Sinis hat eine Privatpraxis in Dahlem und arbeitet als Chefarzt in einem Krankenhaus in Lankwitz, in dem er auch Kassenpatienten behandelt, für September 2014 erhalte ich einen Termin bei dem Professor.

Im Wartebereich ist ein Andrang, wie auf einem Marktplatz wo es was umsonst gibt. Nach einer Stunde Wartezeit werde ich aufgerufen, betrete den Untersuchungsraum, da sitzt ein gut aussehender Mann, der eher wie ein Modell aus einem Modemagazin aussieht.

Ich denke noch bei mir, na wenn der nicht eingebildet ist, aber nein er ist absolut menschlich und nett. Ich schildere ihm mein Leid und überreiche die Unterlagen. Nachdem er eine meiner CDs in seinen PC einschiebt, kann ich von meinem Sitzplatz aus daran teilhaben, weil er die Bilder über einen Beamer an die Wand wirft. Die mitgebrachten Berichte hat er erst später gelesen.

Er sagt:»Ach herrje, was haben sie denn da, so ein großes Gewächs, das muss raus, man sieht auf den Aufnahmen, dass ihre Nerven gequetscht werden«.

Er müsse mich voraussichtlich vom Rücken und von der Seite her aufschneiden, um alles zu entfernen. Er meint:»Das, was sie da haben, zählt zu den seltenen Krankheiten, das haben nur wenige Menschen an dieser Stelle«. Da es sich dabei vermutlich um ein gutartiges Gewächs handelt, vertreten viele Ärzte die Meinung, dass neurologische Störungen, wie ich sie habe, von solchen Gewächsen, nicht ausgelöst werden. Er hat vor kurzen ein ähnliches Gewächs bei einer Patientin entfernt, seitdem hat sie diese Ausfälle nicht mehr. Überraschend sagt er zu mir:» Als sie den Raum betraten, denke ich sofort, mein Gott was für einen Leidensdruck hat diese Frau, der muss ich helfen. Ich kann sie erst im Januar 2015 operieren, bis dahin, müssen sich noch gedulden«. Vorher hat er keine Zeit, er meldet sich telefonisch bei mir, er gibt mir eine Karte mit seiner Handynummer. Bevor ich ihn verlasse, frage ich ihn noch, ob ich die Operation selbst zahlen muss, weil die anderen Ärzte ja die Meinung vertreten, es handelt sich um eine Schönheitsoperation.

Er verneint, mit der Begründung die Nerven werden durch das Gewächs gequetscht, sodass es sich dabei um einen krankhaften Prozess handelt, der von der Krankenkasse bezahlt wird. Wir verabschieden uns freundlich, ich verlasse ihn mit einem Gefühl der Erleichterung, endlich finde ich einen Arzt, der das Gewächs entfernen will.

In meinem Hinterkopf taucht der Neurochirurg aus Potsdam auf, er sitzt wie ein kleiner Teufel auf meiner Schulter, flüstert mir ins Ohr, ich habe kalte Füße bekommen, ich operiere sie nicht. Geschwind schiebe ich den schrecklichen Gedanken beiseite, schüttel den Teufel von der Schulter.

Dieser Professor Sinis wird in meinem Leben noch eine entscheidende Rolle spielen. Das aber ist mir zu diesem Zeitpunkt noch nicht bewusst. Der Professor ist zu der Zeit Chefarzt im Sankt Marien Krankenhaus in Lankwitz und hat seine privaten Operations- und Praxisräume in der Klinik Dahlem.

## Internist

Alsbald begebe ich mich zu meinem Internisten, überbringe ihm die freudige Nachricht, ich habe einen Chirurgen gefunden, der die Operation durchführt. Da das letzte MRT aus dem Jahre 2012 ist, frage ich ihn, ob es nicht sinnvoll ist auf Grund der bevorstehenden Operation ein aktuelleres zu machen. Er schreibt eine Verordnung aus, springt von seinem Stuhl auf, rennt auf mich zu und nimmt mich in den Arm, mit den Worten: »Ich freue mich für sie, dass ihnen endlich geholfen wird. Ich habe immer ein schlechtes Gewissen sie so wieder ziehen zu lassen, aber ich weiß nicht, woran sie leiden«.

Über diese Geste freue ich mich, den Tränen nahe, verlasse ich in Windeseile die Praxis, damit niemand mitbekommt, was in mir vorgeht. Ich erwarte sehnsüchtig den Anruf von Professor Sinis. Ein paar Tage später ruft mich der Internist an. Er berichtet mir, dass er mit seinem Sohn der auch Arzt ist, am Wochenende über meine Krankengeschichte spricht. Sein Sohn schlägt vor, er wird, wenn er wieder im Dienst ist von seinem Chef eine Zweitmeinung einholen. Ich freue mich ungemein und willige ein. Ich denke in meinem naiven Kopf, das ist aber nett von dem Arzt und dem Sohn, denn zu dem Zeitpunkt kenne ich den Ausgang der Geschichte noch nicht.

## Kernspintomografie(MRT)

Im November 2014 hole ich mir extra einen Termin, in einem Röntgeninstitut, das über einen 3,0 Tesla Kernspintomographen verfügt. Der kann bessere Bilder machen, es gibt auch in Berlin nicht allzu viele Institute, die über solch ein modernes Gerät verfügen.

Heute kann ich sagen, es ist eine doofe Idee, es kommt nicht nur auf das Gerät an, sondern die Ärzte müssen die Bilder auch befunden können, daran scheitert es.

Die Ärztin, die den Untersuchungsbefund anfertigt, geht in keiner Weise auf die Anfrage der Überweisung (Lipomatose) ein. Stattdessen befundet sie nur meine Lendenwirbelsäule, das ist auf keinen Fall die Fragestellung, das wollen wir nicht wissen. Sie schreibt weiter nichts, als Weichteilreizzustand der dorsalen paraspinalen Weichteilstrukturen. Was sie auch immer damit meint, es ist, zum Heulen und für so eine Wischi-Waschi-Dokumentation wird sie von der Krankenkasse bezahlt.

# Internist

Wochen vergehen, dann ruft er an, sagt freudig erregt, ich möchte Ihnen von meinem Sohn das Ergebnis der Zweitmeinung mitteilen. Ihnen fehlt nichts, das Gewächs kann nicht ursächlich für Ihre Beschwerden sein. Es fühlt sich an, als hat mir jemand ins Gesicht geschlagen.

Da ich den Arzt bisher mochte, kann ich in dem Moment nicht mit Ihm reden. Ich stammel nur: »Schönen Dank für die Auskunft, nächste Woche gehe ich, zu dem Professor danach melde ich mich dann bei Ihnen«, ich lege auf.

Ich muss auflegen, bevor ich nicht mehr nett sein kann, zu dem Arzt. Was ist das für ein Feigling, übernimmt den Standpunkt von dem Sohn und dessen Chef. Ohne sich auch nur einmal Gedanken zu machen: »Seit vielen Jahren kommt diese Patientin, immer wieder mit den gleichen Beschwerden, nimmt keine Medikamente, wegen der Allergien und will keinen gelben Zettel. Was kann die Patientin veranlassen, so zu laufen, welche Krankheit hat sie stattdessen«?

Nein es wird nichts hinterfragt, ist ja auch bequemer nicht selber nachzudenken, man steckt einfach den Kopf in den Sand, der Tornado wird schon vorüberziehen. Dieser Arzt hat mein Vertrauen verspielt, zu dem kann ich nicht mehr gehen. So, jetzt habe ich keinen Hausarzt mehr. Es ist nicht einfach, einen Arzt zu finden, dessen Praxis einen Fahrstuhl und einen fußläufig erreichbaren Parkplatz hat. Außerdem eine Patientin mit so einer Krankengeschichte, welcher Arzt möchte sich das aufladen, ich denke, da habe ich schlechte Karten. Mit diesem Bericht suche ich dann im Dezember 2014 noch einmal Professor Sinis auf.

## Erneutes Blut spucken

Im November 2014 fängt mein Hustenreiz wieder an, ich spucke erneut Blut. Diesmal ein bisschen mehr als im Sommer, weshalb ich schon einmal im Krankenhaus gewesen bin. Also wieder zur Ersten Hilfe in das gleiche Krankenhaus. Der Dienst habende Arzt kann mich nicht aufnehmen, weil kein Bett frei ist. Ich muss am nächsten Tag wegen eines Termins anrufen und dann mit einer Einweisung zu dem Termin dort erscheinen. Da ich nicht mehr zu meinem Internisten gehe,schreibt diesmal mein Lungenarztdie Einweisung.

Der Stationsarzt ordnet zur Abklärung, ob das Blut aus der Lunge kommt zuerst eine Bronchoskopie an. Auf dem Flur vor dem Bronchoskopieraum stehe ich mit mehreren Personen in der Warteschleife. Einer der Patienten ist ein echter Komiker und hinter jedem Weiberrock her.

Ich werde in den OP-Vorraum geschoben, siehe da, direkt neben mir in einem Bett liegt der Scherzkeks. Der sieht jetzt nicht mehr komisch aus, na ja womöglich doch, mit offenen Mund ohne Zähne, seiner Sinne durch die Vollnarkose beraubt. Es wird bei mir ein CT der Lunge, verschiedene pulmonale Untersuchungen und eine Bronchoskopie gemacht. Für die Bronchoskopie muss ich eine Einwilligung unterschreiben. Dabei wird ein starres Rohr oder ein flexibler Kunststoffschlauch über den Mund oder die Nase, in den Luftröhrenast geschoben. An der Spitze des Schlauches findet man eine Videokamera mit Beleuchtung, um die Bronchien von innen zu betrachten. Außerdem kann man über das Bronchoskoprohr auch feinste Instrumente einbringen für Gewebeproben oder zum Abtragen von Gewebe, das da nicht hingehört. Für die Sedierung muss man eine Einwilligung geben, das ist eine L.m.A. »Leck mich am Arsch Spritze«, die man auch zu einer Vollnarkose überleiten kann.

Das ist allerdings selten von Nöten, der Patient ist nach kurzer Zeit wieder bei sich. Ich kreuze an, ich lehne es ab, übergebe das Formular der OP-Schwester. Sie liest das, verschränkt die Arme vor der Brust und meint in einem Ton der Entrüstung: »Na das glauben sie wohl selber nicht, dass Sie das ohne Sedierung hinbekommen«. Noch bevor ich doch sagen kann, mischt sich der Oberarzt ein, der anschließend die Bronchoskopie durchführt, er sagt: »Sie wird das schaffen, denn sie gehörte ja einmal zum medizinischen Personal in Heckeshorn (ehemalige Lungenklinik)«.

Was? »Ich dementiere das und sage, dass ich Patientin in Heckeshorn war und nicht zum dortigen Personal gehöre. Dann führt der Arzt die Bronchoskopie natürlich ohne Sedierung durch, anschließend sagt die anwesende OP-Schwester: »Hut ab, ich hätte nicht gedacht, dass Sie das hinkriegen. Bei all diesen Untersuchungen kommen sie nicht dahinter, wo das Blut herkommt«.

Bei meiner Entlassung erhalte ich wie immer den Krankenhausbericht. Da ich schon einmal reklamierte, dass der falsche Hausarzt auf dem Entlassungsbrief steht, komme ich diesmal nicht auf die Idee, wiederum nachzuschauen. Zu Hause lese ich den Brief, ich denke, ich sehe nicht richtig, abermals steht da die Adresse meines früheren Hausarztes. Also das ist jetzt mehr als schlampig, zeigt mir noch einmal, dass die Mediziner mit dem Schriftkram total überfordert sind, da würden Stations-Sekretärinnen gut hinpassen, um die Ärzte zu entlasten.

Es ist auch für die Ärzte leichter, wenn sie ihre Diagnosen auf Diktiergeräte sprechen und die Sekretärinnen den Befund im »Zehn-Finger- System« schreiben. Übrigens andere Menschen müssen sich einen Titel kaufen, mir wird er einfach verliehen, auch wenn ich ihn dementiere, der bleibt mir in diesem Fall immer erhalten. In meinem Entlassungsbrief steht, ich sei ehemaliges medizinisches Personal der Lungenklinik Heckeshorn.

## Privatklinik Professor Sinis

Im November 2014 will ich mit dem Professor meinen MRT-Bericht besprechen, er begrüßt mich mit den Worten, er müsse mir auch was berichten. Mein ehemaliger Internist habe ihn wegen der Zweitmeinung angeschrieben. Er teilt dem Professor mit, dass er mich nicht operieren soll, weil meine Beschwerden nicht auf das Gewächs im Rücken zurückzuführen sind.

Das hat den Professor ohne Frage enorm geärgert. Ich sage darauf: »Wenn sie mich wieder herstellen, gehe ich nach der Genesung zu dem Arzt und tanze ihm was vor«. Darauf haben wir uns die Hand gegeben. Er teilt mir mit, dass er vor meiner Operation, noch etwa 100 Patienten bis Ende Januar operieren muss. Außerdem verlässt er das Krankenhaus und arbeitet dann in einem anderen Krankenhaus. Voraussichtlich auch in zweien, eins für die Kassenpatienten mit Belegbetten und ein weiteres für schwierige Operationen, wofür er andere Operationssäle benötigt.

Endlich ein Arzt, der sich traut, der den Eindruck macht, dass er Bescheid weiß, sich mit meiner Krankheit ernsthaft auseinandersetzt, nach Lösungen sinnt. Ich verlasse den Professor, sehe den Dingen entgegen die da kommen, ich hoffe, dass die Zeit rasch vorübergeht. Wieder feier ich Weihnachten mit meinen Lieben. Wie ich feststelle, wird der Kreis der Freunde auch kleiner, denn niemand kann auf Dauer ertragen mit meiner Krankheit umzugehen.

## Universitätsklinik f. Neurologie in der Schweiz – Zweitmeinung

Ich schicke in Fotokopie alle relevanten Unterlagen in die Schweiz mit der Bitte um eine Zweitmeinung.

Auf ihrer Internetseite schildern sie haargenau die Symptome der neurologischen Ausfälle, die durch ein Lipom an der Wirbelsäule verursacht werden. Ich denke, das sind die geeigneten Ansprechpartner für mein Krankheitsbild. Die Antwort vom Januar 2015 ist niederschmetternd. Die Ärzte haben auch kein Lipom oder Ähnliches gesehen. Ich kann schreien, heulen, toben, trampeln aber es nutzt mir nicht die Bohne, viele der angeblich renommierten Ärzte sehen nichts, ich kann das nicht verstehen. Haben wir denn wahrhaftig so viele nicht ausreichend ausgebildete Mediziner? Irgendjemand in diesem Krankenhaus muss doch den Artikel auf der Internetseite geschrieben haben! Zweitmeinung vom Wilmersdorfer Krankenhaus wo 2012, die Rückenoperation gemacht wird. Ich suche sie im März 2015 auf, mit der Bitte, ob man mich wegen dem Lipom operieren kann, dort ist ja bereits die Rückenoperation in spinaler Narkose durchgeführt worden. Aber oh weh, auch da sieht man das Lipom nicht als Ursache für meine Beschwerden an.

## Zum Haare raufen

Bei allen Recherchen kann ich feststellen, dass circa 90% der Ärzte in Deutschland diese Meinung vertreten. Also ich komme immer mehr zu der Überzeugung, dass ein Lipom an einer Stelle wo es die Nerven bedrängt, zu den seltenen und unerforschten Krankheiten gehört. Oft erlebe ich, dass viele Ärzte dieses nicht im MRT oder CT erkennen und entsprechend deuten können. Ich setze mich, mit all meinen Unterlagen an den PC, schaue mir noch einmal jedes MRT und CT an. Mir fällt auf, alle Aufnahmen sind zu hoch aufgenommen worden. Mein Problem ist nicht an der Lendenwirbelsäule, sondern am Kreuzbein.

Da die Aufnahmen die falsche Stelle wiedergeben, kann man immer nur ein Stück von dem Lipom sehen. Das entlastet die Ärzte trotzdem nicht von Ihrer Schuld, denn inzwischen ist es auch bei bloßem Blickkontakt nicht zu übersehen. Ich überlege, ein aktuelles MRT, an der korrekten Stelle machen zu lassen. Weil ich aber erst im November 2014 von der Krankenkasse ein MRT genehmigt bekomme, traue ich mich nicht, noch eins auf Kosten der Krankenkasse zu machen.

Außerdem bekomme ich als Kassenpatient erst Wochen später einen Termin als ein Privatpatient. Also rufe ich am Montag, den 16. Februar 2015 im Röntgeninstitut an und vereinbare einen Termin für Mittwoch den 18. Februar bei dem Arzt der bereits 2010 das Lipom mit einer Größe von 22 mal 8 cm in seinem Bericht erwähnt. Als Selbstzahler kann ich vor dem MRT ausführlich mit dem Arzt reden. Ich nehme meine alten MRT – Aufnahmen mit, erläutere ihm anhand der Aufnahmen, die früheren Bilder wurden alle zu hoch aufgenommen, das sieht der Arzt jetzt genauso. Wir machen erneut ein MRT an der korrekten Stelle, siehe da, wunderbar kann man das Lipom sehen. Der Arzt überreicht seinem Assistenzarzt die ausgedruckten MRT Bilder und sagt, sein Kollege erklärt mir vorab, was auf den Bildern zu sehen ist.

Er erklärt, dass man ausgesprochen gut auf den Aufnahmen das Lipom sehen kann, und jetzt kommt's! Aber solche gutartigen Lipome können nicht die geschilderten neurologischen Probleme machen, wie sie bei mir existieren. Der Arzt sitzt auf einem Stuhl neben mir, ich springe wie von der Tarantel gestochen auf. Ich sage in einem scharfen Ton zu Ihm: »Solche ahnungslosen Ärzte wie sie habe ich jede Menge. Wenn ich nach der erneuten Operation wieder laufen kann, dann komme ich vorbei, ich möchte, dass sie sich bei mir entschuldigen und nie wieder einen solchen Unsinn reden«.

Der Röntgenarzt, der die Aufnahmen gemacht hat, kommt ins Zimmer, er sagt, dass es sein kann, dass dieses Gewächs an den neurologischen Ausfällen schuld sei. Ich bezahle 360,- Euro für das MRT, aber das ist es mir Wert für diese einwandfreien Aufnahmen. Allerdings nimmt diese Praxis es von den Lebenden, für eine CD mit den MRT Aufnahmen verlangen sie 12,- Euro. In allen anderen Praxen muss ich 1,- bis 5,- Euro, oder gar nichts bezahlen.

# Professor Sinis

Es ist so weit, Professor Sinis ruft wegen der Operation an. Er teilt mir mit, dass er nicht mehr in dem Lankwitzer Krankenhaus tätig ist, sondern stattdessen jetzt Belegbetten in einem Steglitzer Krankenhaus hat, in dem er mich im März 2015 operieren will. Besprechung am 18. März 2015 mit der Narkoseärztin für die Operation in dem Belegkrankenhaus meines Chirurgen. Eine nette Narkoseärztin sieht sich meine mitgebrachten Unterlagen, die CD und das MRT an, anschließend sagt sie, das macht sie nicht, da muss die Chefin ran. Die Chefärztin der Narkoseärzte ist zurzeit im Operationssaal, ich verweile geduldig von 12.00 bis 15.00 Uhr im Wartebereich. Die Ärztin kommt zurück in den Warteraum, sie sagt, dass die Chefärztin heute voraussichtlich bis spät abends im OP ist. Sie wird ihr alles erläutern, was wir besprochen haben, dann kann die Operation am 24. März stattfinden.

Ich bekomme einen Zettel, dass ich am 23. März um 20.00 Uhr dort anrufen muss, ich denke, dann sagt man mir, bis wann ich noch essen und trinken darf. Ich fahre mit dem Taxi wieder nach Hause, ich traue mir im Augenblick nicht zu mit meinem Auto zu fahren. Mein rechtes Bein spielt wieder verrückt, ich bekomme immer wieder einen Spasmus.

Es ist ein teures Unterfangen mit dem Taxi zu fahren, alle Krankenhäuser sind weit weg von meiner Wohnung, eine Fahrt kostet zwischen 20,- und 25,- Euro hin und zurück das gleiche.

Des Öfteren frage ich mich, was machen andere Patienten, die sich nicht so ein teures Taxi leisten können. Na, die haben die A-Karte, ehe die Krankenkasse einen Transport bewilligt, vergehen Ewigkeiten, wenn überhaupt. Ich, als sattelfeste Arzt- Kennerin habe bereits 6 Jahre gebraucht, um einen Arzt zu finden, der sich mit meiner Krankheit auskennt. Wie lange wird es bei den anderen Patienten dauern, die sich gegen den Arzt oder das Krankenhaus nicht durchsetzen können, über keine medizinischen Kenntnisse verfügen? Erstens kommt es anders und zweitens, als man denkt! Am 23. März ruft mich gegen 16:00 Uhr Professor Sinis an, er teilt mir mit, dass die Operation für morgen abgesagt ist, weil die Chefärztin der Anästhesie sich die Narkose nicht zutraut.

Stattdessen operiert er mich am 30. März um 18.00 Uhr in seiner Privatklinik. Sein Narkosearzt hat bedenken und sagt die Operation ab. Jetzt soll die Operation am 31. März in einer Klinik in Schöneberg stattfinden, ich fahre mit einer Freundin dort hin, um mit dem Narkosearzt zu sprechen. Der Arzt ist ein stämmiger Mann, er sieht mehr wie ein Metzger aus mit riesigen Händen. Ich lege ihm meine Unterlagen vor, nach dem er diese gelesen hat, erklärt er mir mit kräftiger Stimme: »Er mache mir eine Thoraxdrainage und eine Vollnarkose sei für ihn kein Problem«.

Wieder ein Arzt, der nicht zuhört, nicht hinschaut. Auf meinen Einwurf, dass ich genau aus dem Grund, weil meine Lunge keine Vollnarkose verträgt, eine Wachoperation machen muss, winkt er nur ab. Ich verabschiede mich mit den Worten: »Ich habe zu Ihnen kein Vertrauen«. Er ruft mir noch nach »bleiben sie doch«.

Aber ich drehe mich nicht mehr um, wir fahren in die Privatklinik meines Chirurgen. Durch diese enorme Aufregung kann ich kaum noch einen Fuß vor den anderen setzen. Was habe ich bloß verbrochen, dass ich so leiden muss? Normalerweise bereite ich mich seelisch und moralisch auf meine Operation vor, aber nein, ich hetze mit schleifenden Beinen durch die Gegend, um dafür einen Anästhesisten zu finden. Was läuft da falsch in dem Gesundheitssystem? Ich bin zwar ein harter Hund, aber auch bei mir ist die psychische und physische Belastungsgrenze erreicht.

Zum Glück hat mich eine Freundin gefahren, ich rufe vom Autotelefon aus Professor Sinis an und berichte ihm von dem Vorfall aus der Schöneberger Klinik. Als ich in seiner Klinik ankomme, empfängt er mich mit den Worten, der Narkosearzt habe angerufen, er werde jetzt doch die Narkose machen, wie wir sie wollen. Ich sage ihm, mein Vertrauensverhältnis ist irreparabel gestört zu diesem Arzt, ich lasse mir von ihm keine Narkose machen.

Ein Schaudern läuft mir über den Rücken bei dem Gedanken, dass ich auf dem Operationstisch liege im Vertrauen, das der Arzt eine spinale Anästhesie macht. Der Narkosearzt mich aber einfach in eine Vollnarkose überleitet und mir eine Thoraxdrainage legt, damit die Lunge bei Problemen nicht kollabiert. Das ist für mich keine Option, denn bei meinem unzuträglichen Lungengewebe birgt die Thoraxdrainage immer die Gefahr, dass die Lunge kollabiert. Wenn ich Pech habe, bekommt der Arzt den Lungenriss mit einer Thoraxdrainage nicht wieder unter Kontrolle und ich müsste mich einer offenen Lungenoperation unterziehen.

Zurück zu meinem Problem, Professor Sinis hat Kontakt zu mehreren Narkoseärzten aufgenommen. Keiner, der angesprochenen Ärzte hat sich die spinale Anästhesie bei mir zugetraut. Sein Narkosearzt traut sich das zu, aber in der Privatklinik übernimmt die Krankenkasse die Kosten nicht. Wenn er mich operiert, muss ich Vorkasse für die Operation leisten. Da ich inzwischen kaum noch alleine mit meinem Leben klarkomme, die nächste Station der Rollstuhl ist, bitte ich bei einer Tasse Kaffee um Bedenkzeit.

Die Gedanken schießen durch meinen Kopf, was soll ich jetzt bloß machen? Alle Ärzte, die aufgrund ihrer Ausbildung davon Ahnung haben müssten, meinen, dass das Gewächs in meinem Rücken, diese neurologischen Ausfälle nicht verursachen kann. Die Narkoseärzte haben Angst wegen meiner Lunge.

Mir klingen die Worte der Ärztin aus der Universitätsklinik in den Ohren, mit der ich im Jahre 2014 telefonierte, sie meinte, wenn es sich um eine seltene Krankheit handele, dann wird da nicht geforscht. Sie sagt mir: »Momentan existiert diese Abteilung nur für Kinder und Jugendliche, für Erwachsene ist das frühestens ab 2015 geplant«.

Da ich ja all die Jahre über die Krankheit umfangreich recherchiert habe, weiß ich, wenn das Gewächs in meinem Rücken an einer anderen Stelle des Körpers ist, es als eine Schönheitsoperation abgetan wird. Die Kosten werden in der Regel nicht von der Kasse übernommen. Was bleibt mir übrig, ich muss, weil wir keinen Narkosearzt finden, die Operation bei Professor Sinis in der Privatklinik machen? Ich möchte die letzten zehn oder zwanzig Jahre, die ich noch lebe nicht, als Pflegefall zubringen.

Noch dazu, wenn es sich ändern lässt. Ich entschließe mich die Operation hier in der Privatklinik Dahlem machen zu lassen. Natürlich habe ich Angst, dass es hier in der kleinen Klinik zu Zwischenfällen kommen kann. Aber mein Gesundheitszustand ist so schlecht, dass ich selbst ein Ableben in Kauf nehme, es ist, einfach nicht mehr lebenswert. Ich werde von dem Professor und dem Narkosearzt ausführlich über die Operation und deren Risiken aufgeklärt. Mir klingen noch die Worte des Professors im Ohr.

»Wenn sie denken, dass sie nach der Operation gleich wieder laufen können wie damals nach der Myelographie vor der Rückenoperation 2012, möchte ich sie vor einer Enttäuschung bewahren. Da die Nerven so lange gequetscht und bedrängt werden, nehme ich an, dass es wesentlich länger dauert«. Die Operation ist für mich von großer Bedeutung, darum möchte ich alle Risiken im Vorfeld ausschalten und rufe im Wilmersdorfer Krankenhaus an. Ich frage die Angestellte, welches Narkosemittel ich, in welcher Menge bei der Operation im Jahre 2012 an der Wirbelkanalstenose bekommen habe.

Ich erkläre Ihr, dass ich das für meine bevorstehende Operation, wegen meiner Allergien benötige. Sie sagt, das ist überhaupt kein Problem, ich verbinde sie mit der Abteilung. Ich muss die Mitgliedsnummer der Krankenkasse nennen und wann die Operation stattgefunden hat. Anschließend fragt sie, ob sie mir das Protokoll zuschicken solle. Da kann man sehen, wie ordentlich das Wilmersdorfer Krankenhaus arbeitet, in dem Protokoll wird alles genau aufgezeichnet. Jede Minute der Operation ist protokolliert, welches Narkosemittel verwendet wird und in welcher Dosis. In dem Protokoll steht auch, dass der Narkosearzt noch einmal Nachspritzen musste und welche Menge nachgespritzt wurde.

Mein Lungenarzt hat noch einmal Blut wegen meinem dünnen Blut abgenommen, er gibt mir das Ergebnis für die Operation mit. Ich händige dem Narkosearzt vor der Operation diese Protokolle aus. Die Operation wird auf den 1. April 2015 festgesetzt. Um 9:00 Uhr schiebt man mich in den Operationssaal, der Narkosearzt macht die Vorbereitungen, Zugang für Flüssigkeit, Katheter legen,ich bekomme wie besprochen keinerlei Sedierung.

Ich muss vornübergebeugt auf den Operationstisch sitzen, ich werde förmlich gebadet in dem Desinfektionsmittel, er desinfiziert den Rücken, die Flanken, den Bauch bis unter die Brust und das alles mehrmals.

Heute ist mir klar, weshalb in dieser Klinik kaum Infektionen auftreten, sie töten durch die Menge an Desinfektionsmittel die Bakterien ab. In jedem Vertragskrankenhaus der Krankenkasse wird lediglich knapp um die zu operierende Stelle zweimal ein Mittel zur Desinfektion aufgetragen. Damit ich den Einstich mit der dicken Nadel für die spinale Narkose nicht schmerzhaft spüre, bekomme ich zuvor eine örtliche Betäubung rund um die Einstichstelle. Dann macht er die spinale Narkose indem er den Wirbelkanal in Höhe des dritten, vierten, oder fünften Lendenwirbels durchsticht um das Narkosemittel ins Nervenwasser (Liquor) zu spritzen. Je nachdem, welche Region betäubt wird, muss er ein isobares oder hyperbares Narkosemittel auswählen. Das Isobare ist leichter als Liquor, steigt nach oben, das Hyperbare ist schwerer und sinkt nach unten ab. Er nimmt in meinem Fall also ein hyperbares Narkosemittel, um den unteren Teil des Körpers zu betäuben. Danach legt er mich auf den Rücken, testet mit einem Eispack, wie weit die Narkose nach oben gewandert ist. Das Narkosemittel beginnt unten in den Füßen zu wirken. Es fühlt sich merkwürdig an, dass meine Beine nicht mehr zu meinem Körper gehören, sie liegen teilnahmslos da. So als wollen sie mir sagen, »jetzt sieh zu, wie du uns wieder kriegst, oder wie du ohne uns auskommst«. Ich denke, wie sie momentan sind, möchte ich sie nicht wiederhaben, sie sollen besser funktionieren wie vorher. Ich werde aus meinen Gedanken gerissen, weil die Beckenregion erreicht ist, drehen sie mich auf die rechte Seite, so kann ich am besten über einen längeren Zeitraum liegen. Der Professor sagt, wir fangen jetzt an. Ich nicke, mache mir die Kopfhörer in die Ohren und starte die Musik auf dem MP3 Player. Wenn ich Musik höre, kann ich alles um mich herum ausschalten. Ich verfüge über die außergewöhnliche Gabe, mich völlig aus dem Geschehen herauszunehmen, schaue mir die Operation aus der Ferne an.

Ich kann jeden Schritt nachvollziehen, der während der Operation gemacht wird, aber es ist, als wenn ich von außen bei jemanden zusehe.

Also, nicht dass es mir nicht klar ist, das sie an meinem Rücken rumschnippeln, aber ich lasse es nicht zu, Angst zu haben. Ich bemerke ein paar Mal während der Operation, wie er das Gewächs von rechts nach links bewegt, dann ordentlich daran rüttelt, so als wenn es nicht besonders leicht rausgeht. Der Professor hat eine leichte Hand, dass man nicht das Gefühl hat, man liege auf dem Operationstisch. Da berührt er mich und sagt, »sie seien fertig«. Ich sehe, wie die OP-Schwester mit einer Abwurfschale den Operationssaal verlässt. Über dem Rand ragt ein Fleischberg, wie es gut zu sehen ist. Das Ding was mich jahrelang im Rücken gefesselt hat, kommt jetzt ins Labor zur histologischen Untersuchung. Ich hoffe, dass der Brocken nicht noch ein unerfreuliches Geheimnis in sich birgt. Bin ich froh diesen Fleischklumpen los zu sein, der mich so gepeinigt hat! Ich bemerke nicht, dass es inzwischen längst 12:30 Uhr ist, ich werde vom Operationstisch in mein Krankenbett umgebettet. Ein dickes hartes Kissen liegt unter dem Becken, also ich kann nicht sagen, dass ich bequem liege, aber ich bin froh die Operation überstanden zu haben, dass man solche Kleinigkeiten gerne hinnimmt.

Meinen linken Fuß kann ich bald mehr schlecht als recht bewegen. Ich versuche, mein linkes Knie anzuheben, aber nach zehn Zentimetern Höhe fällt das Bein wie ein nasser Sack wieder auf die Matratze zurück. Das rechte Bein ist noch nicht meins, aber ich spüre mit dem linken Bein, dass irgendein toter Gegenstand in meinem Bett liegt. Mit den Händen komme ich unter keinen Umständen dort ran, so eine Rückenoperation fördert nicht gerade die Beweglichkeit. Es lässt mir keine Ruhe, ich taste mit dem linken Bein immer wieder nach diesem Gegenstand.

Allmählich erwacht mein rechtes Bein, ich bemerke, das tote Ding im Bett ist mein rechtes Bein, igitt, kein schönes Gefühl. Nachdem ich so eine halbe Stunde vor mich hindämmere, merke ich, das blöde Kissen unterm Rücken, schmerzt dumpf unterschwellig, aber nicht nett. Ich bekomme erst einmal was zu essen, die spinale Narkose hat den Vorteil, dass ich sofort nach der OP essen kann. Solche Stresssituationen machen hungrig, ich könnte jetzt ein halbes Schwein und zwei Brötchen vertilgen.

Meine Familie und Freunde haben inzwischen mit Ihren Anrufen das Personal verrückt gemacht, sie sind erstaunt, als man Ihnen sagt, so jetzt ist sie aus dem Operationssaal, sie können sie direkt anrufen. Es wird immer vergessen, dass ich nicht wie nach einer Vollnarkose benebelt in meinem Bett liege. Am Abend gegen 19:00 Uhr kommt der Professor und stellt mir die Nachtschwester vor. Wenig später betritt er noch einmal das Zimmer und sagt, er hat noch eine Option. Wenn ich ein paar Schritte am Rollator laufen kann und meine Freundin mich im Liegen nach Hause fährt, kann ich gehen. »Was, nach Hause«, sofort schwinge ich die Beine aus dem Bett, stelle mich noch etwas vorsichtig auf den Boden. Es ist unbeschreiblich nach sechs Jahren, kann ich mich wieder von Kopf bis Fuß kerzengerade Aufrichten, mein Rücken ist nicht mehr wie ein Fragezeichen nach vorne gebogen. Ich kann es kaum glauben, der Professor steht zum Glück ein Stück von mir weg, ich hätte ihn sonst geküsst.

Überglücklich laufe ich zwar noch wackelig, ein paar Schritte am Rollator im Zimmer hin und her und sage, »ich gehe nach Hause«. Professor Sinis vertritt die These, zu Hause habe ich meine eigenen Bakterien, die fügen mir keinen Schaden zu, der Meinung kann ich mich nur anschließen. Ich muss ihm Versprechen, wenn irgendetwas ist, ihn oder die Feuerwehr anzurufen.

Vierzehn Tage lang soll ich nach Möglichkeit immer auf dem Rücken liegen und alle zwei Tage bei ihm zur Wundversorgung kommen.

Ich verlasse mit meinen zwei Drainageflaschen bewaffnet das Krankenhaus, ich kann diese schick an den Rollator an bammeln. Ach ja, er muss, um das Gewächs zu entfernen, bis dicht an den Anus schneiden. Um jetzt die Gefahr einer Schmierinfektion auszuschließen, soll ich den After falsch rum abwischen, wenn ich Stuhlgang habe. Aus diesem Grund soll ich Bananen essen um nicht so oft aufs Klo zu müssen, wenn es dennoch dazu kommt, soll ich den After von hinten nach vorne am besten mit Hilfe abwaschen lassen. Na das ist eine blöde Problematik. Gerade stelle ich mir vor, wie ich beim Nachbarn klingel, ihn frag: »sind sie bitte so nett, mir beim Waschen meines Afters behilflich zu sein«. Bei diesem Gedanken kann ich mich weg lachen, also keine Alternative.

Man braucht total gute Freunde oder Familienangehörige, denen man das zumuten kann. Zum Glück benötige ich es nur einmal, kann es dann mit ein bisschen verbiegen selber machen. Normalerweise muss man nach solchen Operationen eine Korsage tragen, damit erreicht man, dass das Wundsekret über die Lymphe abtransportiert wird, es nicht in den Zwischenzellräumen zu einer Wundhöhle mit Wundwassereinlagerungen kommt.

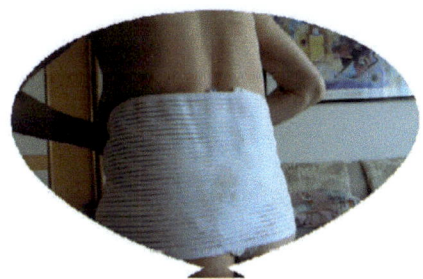

Aber wegen meiner maroden Lunge vertrage ich das nicht. Leider ist ein Serom aufgetreten, ich gehe mehrfach zum Punktieren. Danach fällt das Gewebe sofort zusammen, die Haut sieht aus wie eine tiefgefrorene Ente, mit dicken hässlichen Porenpickeln.

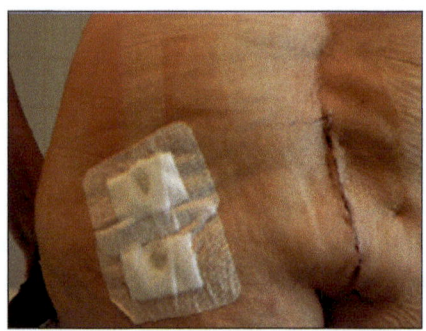

Da ich keine Korsage tragen kann, hat der Professor mir geraten mir einen Naturschwamm zu kaufen, diesen hinten in die Hose zu stecken um die Wassereinlagerung zu vermeiden. Das funktioniert wunderbar, es sieht allerdings aus, wie ein Entenbürzel, das ist nicht besonders fotogen.

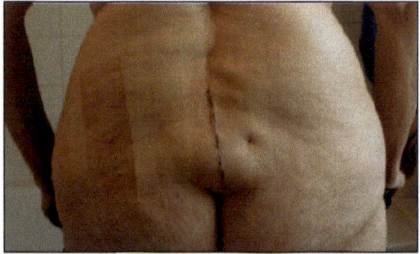

Bei der ersten Punktion staune ich, eine Nierenschale voll bis oben zum Rand mit Blut, Lymphe und alles, was sich sonst noch in einer Wunde rumtreibt. Nächstes Mal haben wir noch drei Spritzkanülen voll mit Wundflüssigkeit.

Wir punktieren im Wochenabstand, dann ist es immer noch eine dicke Kanüle voll.

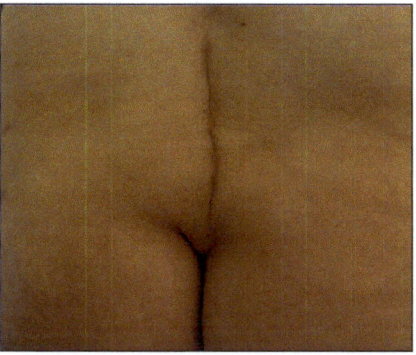

Einmal operiert der Professor noch am späten Abend, die OP-Schwester sagt zu mir, »der Herr Professor lässt fragen, ob heute ausnahmsweise, seine Assistenzärztin die Punktion machen kann«, ich habe nichts dagegen. Aber da ist es wieder, was ich zum wiederholten Male die Jahre erlebe.

Die Ärztin tippt mit dem Finger an meinen Rücken. Damit kann man nämlich feststellen, wo die meiste Flüssigkeit steckt, weil die Haut unter dem Finger hin und her wabbelt. Ich merke, bereits beim ersten Tippen, sie kann es nicht. Sie pikt mich rechts mit einer dünnen Nadel«, ach her je, schallt es hinter meinem Rücken, da kommt nichts raus. Ich muss sie noch einmal mit einer dicken Nadel in der Mitte piken, wieder ach her je, da ist nichts. Jetzt pike ich noch einmal links mit einer dünnen Nadel«. Ich sage ihr, »das ist ihre letzte Nadel«, den sie hat einen Fingernagel breit Flüssigkeit punktiert, hierfür lass ich mich nicht piken. Die Operationsschwester kommt, sagt zu mir, »ich soll bitte bleiben, der Professor, möchte mich noch sehen«.

Er kommt direkt aus dem Operationssaal, ich höre immer, wie das Überwachungsgerät im OP piept, er entschuldigt sich bei mir, dass ich so lange warten muss, er will sich noch meine Narbe ansehen.

Er klopft mit seinem Finger auf das Gewebe, »ich muss sie leider noch einmal mit einer dicken Nadel Punktieren«, er holt noch eine dicke Kanüle voll mit Wundsekret aus dem Gewebe heraus. Muss ich dazu noch was sagen, ich glaube nein!

## Wieder Zuhause

Ich bin seit Vierzehn Tagen wieder zu Hause, das Laufen in der Wohnung ohne Rollator funktioniert einigermaßen, aber immerfort ist mir schwindelig. Ich merke, dass ich wie ein Kleinkind, mit kleinen Tappligen Schritten laufe, immer das Gleichgewicht ausbalanciere um nicht nach hinten auf den Po zu purzeln. Wir Erwachsenen fallen so gut wie nie auf den Po. Unsere Sturzrichtung ist im Gegensatz zu den Kindern, nach vorn auf das Gesicht, wenn wir nicht schnell genug die Hände nach vorne nehmen, um den Sturz abzufangen. Allerdings birgt das die Gefahr, sich die Handgelenke zu brechen. Beim Geradeausgehen vergesse ich immer, dass ich jetzt etwas besser laufen kann, mach einfach nicht den nächsten Schritt, sondern lass ein Bein mitten im Lauf stehen und gerate ins Straucheln. Bei jedem Schritt stelle ich bewusst einen Fuß vor den Anderen, damit ich meinen Weg fortsetzen kann. Mich macht es glücklich, mit geradem Rücken im aufrechten Gang wieder durch die Welt zugehen, mein Körper verändert sich, die Falten am Bauch verschwinden nach und nach. Es fühlt sich an, als verändert sich die Durchblutung der Haut, sie sieht rosig aus. Allerdings mein Unterleib ist immer noch nach vorne gewölbt, daran ist sicher das Gewächs schuld, das jahrelang die Wirbelsäule nach vorne durchgedrückt hat.

Vor der Operation verfüge ich nicht über die Fähigkeit, mein Becken nach vorn oder hinten zu schwingen. Geschweige seitlich einen Hüftschwung zu vollziehen, das gelingt mir langsam wieder, aber nach wie vor nur mit festhalten. Zwei Wochen später treibt es mich wieder zur Arbeit, leider noch mit Rollator. Einmal wöchentlich schlurfe ich zum Punktieren, denn wenn das Wundwasser ansteigt, kommen die neurologischen Ausfälle verstärkt zurück. Auch der Spasmus im rechten Bein stellt sich immer öfter ein, wie vor der OP. Ich erschrecke, ist auch diese Operation umsonst erfolgt? Wenn es arg fürchterlich, mit dem Laufen ist, schleiche ich mich an meinem Rollator festgeklammert mit schleifendem rechtem Bein in die Klinik zum Punktieren. Danach kann ich das Haus mit festen Schritten am Gehwagen wieder verlassen.

## Mein Bruder ist tot

Am 28.04.2015 ruft eine Freundin an, sie fragt, ob ich etwas von meinem Bruder gehört habe, sie kann die Wohnungstür nicht öffnen, weil von innen, der Schlüssel steckt.

Roswitha ist seit Jahren mit ihm befreundet, sie hat für Notfälle den Schlüssel. Sie hat bereits mehrere Male angerufen, steht jetzt von Sorge getrieben vor seiner Tür und er öffnet nicht. Erschrocken sage ich, »sie möge die Feuerwehr rufen, da muss etwas passiert sein«. Leider kann ich aufgrund meiner Laufschwierigkeiten nicht weiter helfen, mein Bruder Norbert wohnt in der dritten Etage, ohne Fahrstuhl, ich muss hier am Telefon aushalten, bis sie mich zurückruft. Ich starre auf die Uhr an der Wand, die Zeiger bewegen sich, als werden sie durch Kaugummi gehalten, nach etwa 30 Minuten klingelt das Telefon. Roswitha weint: »Dein Bruder ist tot, man lässt mich nicht mehr in die Wohnung, da wir nicht verwandt sind«.

Sie musste gleich den Schlüssel abgeben und sie nennt mir eine Telefonnummer von der Polizei, unter der ich mich dort melden soll. Obwohl ich bereits längere Zeit keinen Kontakt mehr zu ihm habe, erfasst mich eine tiefe Trauer, ich verbrachte mit ihm eine wunderschöne Kindheit. Wenn wir Kinder eine Tafel Schokolade von unserer Mutter bekamen, habe ich sie sofort gegessen, meine Schwester hat sie an einen unbekannten Ort weggelegt und mein Bruder hat sie über mehrere Tage verteilt gegessen. Meine Geschwister sind acht und neun Jahre älter, wenn ich mit großen Augen zusah, wie er alle Tage ein Stück Schokolade aß, hat er sie mit mir geteilt, obwohl ich meine bereits verspeist hatte. Ich rufe bei der Polizei an, die Beamtin erklärt mir, dass mein Bruder laut Leichenbeschau durch einen Arzt, an einer natürlichen Todesursache gestorben ist. Da ich die nächste Angehörige bin, soll ich mich um seine Beerdigung kümmern. Ich rufe meine Schwester an, sie scheint durch den Tod unseres Bruders nicht betroffen und sagt, sie möchte sich mit der Beerdigung nicht abgeben und finanziell beteiligt sie sich auch nicht. Wir haben alle das Erbe ausgeschlagen, mein Bruder hat nichts zu vererben. Wegen meiner Unbeweglichkeit bin ich nicht in der Lage die Wohnung auszuräumen.

Als meine Mutter 2002 verstarb, habe ich eine Wahlstelle ausgesucht, in der noch zwei Urnen Platz haben, folgedessen lasse ich meinen Bruder neben unserer Mutter beisetzen. Zur Beerdigung kam noch ein alter Freund aus seiner Jugendzeit, darüber freue ich mich. Meine Schwester und ihre Tochter sind nicht zur Trauerfeier erschienen. Ich finde, mit dem Tod erlischt jede Schuld, wenn man nicht ein Mörder, Vergewaltiger oder Terrorist ist. Aber kleine Zwistigkeiten, erlöschen mit dem Tod, ich denke, die darf man niemandem nachtragen. Wenn man tot aufgefunden wird, springt sofort der Staat ein, wenn die Angehörigen nicht gleich bekannt sind und übernimmt die Bestattung.

Ich muss meinen Bruder erst über diverse Telefonate suchen, inzwischen ist er in einem Krematorium gelandet und soll auf einem Friedhof in Tempelhof beerdigt werden. Mir ist es gelungen, die Urne umzuleiten, sie zum Grab unserer Mutter bringen zu lassen. Monate später erhalte ich einen Brief, von der Nachlassverwaltung, das Erbe meines Bruders hat ein Guthaben ergeben, deshalb bekomme ich die Bestattungskosten erstattet.

## MRT Juni 2015

Ich überlege, was die Ursache für die erneuten Probleme ist, ich entschließe mich abermals für ein MRT. In dem Bericht steht, dass die Fläche des Seroms fast identisch, mit der Größe des entfernten Gewächses ist. Damit erklären sich die Beschwerden womöglich, jetzt drückt das Serom auf die Nerven. Meine Narbe ist immer noch in der Mitte dunkelrot, ich denke da scheint das Serom durch und färbt die Haut dunkler. Auf den MRT-Aufnahmen erscheint das Fettgewebe hell, mein Fett sieht von der Narbe bis zur Brustwirbelsäule dunkel aus. Ich weiß nicht, ob die Ärzte das erkennen?

Ich bemerke das sofort, habe aber noch keinen Arzt gefunden, der mir die Frage beantwortet. Auch im Bericht ist nichts vermerkt, ich muss einmal im Röntgeninstitut anrufen und die Ärzte fragen. Mit diesem blöden Serom kann ich jetzt auch kaum einen Tag beschwerdefrei laufen. Patienten, die psychisch labil sind, wären vermutlich bereits in die Anstalt gekommen. Eben bin ich gerettet, schon folgt das nächste Elend, aber zum Glück bin ich von solchen Zuständen noch weit weg.

# Kapitel 3 – Wirkliches Leben ist anders

## Krankenkasse Kostenerstattung für die OP

Ich reiche die Rechnung bei der Krankenkasse ein, nach zwei Wochen kommt die Absage mit der Begründung, ich kann mich ja in einem Vertragskrankenhaus operieren lassen. Ich meine, sie haben meinen Brief nicht gelesen, dass mich kein Narkosearzt in spinaler Anästhesie operieren will. Was soll ich machen, noch einmal sechs Jahre vergehen lassen im Rollstuhl sitzend, damit man mir dann nicht mehr helfen kann und ich meine restlichen Lebensjahre auch noch verschenke. Dazu bin ich nicht mehr bereit, ich will noch ein kleines bisschen normal leben können. Ich leide genug in den Jahren, ohne dass ein Arzt mir hilft, egal ob unfähig oder nicht wissend, ich habe die Schnauze voll.

In der Zwischenzeit stelle ich fest, in der Satzung der Krankenkasse steht, ein gesetzlich Versicherter bekommt privat bezahlte Rechnungen in keinem Fall erstattet, so nach dem Motto selbst schuld. Ich setze mich an den PC und stöbere im Internet nach Gesetzestexten für mein Problem.

Zusätzlich bitte ich einen Bekannten, mir bei der Suche zu helfen und siehe da, er findet eine Lösung. Da steht sinngemäß: Wenn die Behandlung ambulant erbracht werden kann, muss diese dem stationären Aufenthalt vorgezogen werden und wird von der gesetzlichen Krankenkasse erstattet, da die Kosten für den stationären Aufenthalt gespart werden.

Das heißt, zwar noch nicht, dass sie die Kosten wirklich erstatten, aber es ist ein Lichtblick. Da ich eine genehmigte Krankenhauseinweisung von der Kasse habe und mein Chirurg über eine Kassenzulassung verfügt, sind die Bedingungen erfüllt. Professor Sinis hat mir die Option gelassen, wenn ich es schaffe, ein paar Schritte bis zum Auto zu laufen, könne ich nach Hause. Zum Glück mache ich das, es wäre sonst eine teure Nacht geworden, sicher könnte ich mir dafür die Präsidentensuite im Adlon leisten.

## Widerspruch gegen die Ablehnung

Es kommt ein kurzes Schreiben, mein Widerspruch wird beim medizinischen Dienst der Krankenversicherung (MDK) geprüft. In der Zwischenzeit bin ich wieder bei Professor Sinis zum Punktieren, die Krankenkasse hat in angeschrieben, er glaubt nicht, dass sie mir die Operation bezahlen. Dann sagt er: »Es gibt keine Alternative sich woanders in Berlin operieren zu lassen. Ich bin der einzige Arzt in Berlin, der diese Tumor Operationen am Plexus lumbo sacralis durchführt«. Ich denke bei mir, na wenn der nicht ein bisschen aufschneidet, der einzige Arzt in Berlin, mit diesem Gedanken im Kopf verlasse ich die Klinik.

## Antwort der Krankenkasse

Zu Hause angekommen liegt im Briefkasten ein Brief von der Krankenkasse. Darin teilen sie mir mit, dass die medizinische Notwendigkeit einer Behandlung in der Privatklinik nicht gegeben war. »Die Entfernung eines Lipoms präsakral gehört zu den Standard-Operationen chirurgischer Kliniken aller Vertragskrankenhäuser in der Bundesrepublik Deutschland.

Die Operation kann in jeder dieser Kliniken, mit einer chirurgischen Klinik und gegebenenfalls, der Möglichkeit einer postoperativen Überwachung einer IST (Intensivstation) (aufgrund Ihres bullösen Lungenemphysems) durchgeführt werden«.

Spätestens jetzt ist mir klar, Professor Sinis hat die Wahrheit gesagt, es gibt keinen anderen Arzt in Berlin, der diese Operation durchführen kann.Weiter schreiben sie: »Ein Lipom stellt in keiner

Weise eine lebensbedrohliche Erkrankung im Sinne der geltenden Rechtsprechung dar. Es kann somit von keiner akuten Bedrohung ausgegangen werden, für die ein Vertragskrankenhaus nicht rechtzeitig aufgesucht werden kann. Aus sozialmedizinischer Sicht bestand in dem vorliegenden Fall zu keinem Zeitpunkt die Notwendigkeit der Behandlung in einer Privatklinik. Eine Kostenübernahme oder Kostenbeteiligung kann durch die Krankenkasse nicht erfolgen. Bitte überlegen sie vor diesem Hintergrund, ob Sie Ihren Widerspruch zurücknehmen«. Sechs Jahre vergebliche Hoffnung auf Heilung, da die Ärzte nicht erkennen, woran es liegt. Sechs Jahre Elend, Schmerzen, Behinderung und volle Verzweiflung. All die Jahre meines Lebens werden mir gestohlen, die ich nie wieder zurückholen kann, sie Schreiben mir ein Lipom stelle in keiner Weise eine lebensbedrohende Erkrankung im Sinne der geltenden Rechtsprechung dar. Für mich ist das lebensbedrohlich, wenn ich wie eine neunzigjährige Greisin an den Rollator geklammert unter Schmerzen mühsam ein paar Schritte machen kann. Ich bin 56 Jahre alt, als mein Leid anfängt, rausgerissen aus dem Leben unfähig mich zu versorgen. Worauf sollte ich warten, die Ärzte haben doch alle Schiss mit meiner Operation. Ich schreibe zurück:«Die Operation in der Privatklinik ist notwendig, da in ihren Vertragskrankenhäuser kein Narkosearzt auf Grund meiner Lungenerkrankung bereit ist, eine spinale Anästhesie durchzuführen.

Sie haben sich sicher nicht die MRT Aufnahmen von der Lunge angesehen, mein Lungengewebe lässt keine Vollnarkose mehr zu. Ich habe auch keine Lust durch Tubus (Hohlsonde zur Beatmung) oder Maske (zum Einführen des Tubus) mein bullöses Lungengewebe zu gefährden.

Sie glauben doch nicht, ich lasse freiwillig zum zweiten Mal in Spinalanästhesie eine Laminektomie und eine Tumorentfernung über mich ergehen, wenn ich eine Vollnarkose gefahrlos vertrage. Dass die Operation notwendig ist, können Sie an der von Ihnen genehmigten Verordnung erkennen. In angemessener Entfernung gibt es nur Professor Sinis, der solche Operationen durchführt, der auch bereit ist mich im Bethel Krankenhaus zu operieren und das über seine Krankenkassenzulassung abzurechnen. Die Operation scheitert nur an ihren Vertragspartnern. Ich lege keinen Wert darauf in einer Privatklinik operiert zu werden. Ferner teile ich Ihnen mit, dass es sich nicht um einen stationären Aufenthalt handelt, sondern die Operation ambulant durchgeführt wird. Wir haben daher keine unnötigen Kosten verursacht«.

## VdK

Ich überlege, mir anwaltlichen Rat einzuholen. Dabei fällt mir ein, dass ich ja langjähriges Mitglied im VdK (Sozialverband Deutschland) bin. Im Falle einer Klage muss ich bis zur Revision nur circa 500,- Euro bezahlen. Ich nehme zu dem Anwalt Kontakt auf, er sagt: »Sie haben ja bereits geschrieben, wir warten erst einmal ab, wie die Kasse darauf reagiert«.

## Punktieren das Serom ist noch da

Ende September 2015 erneutes Punktieren des Seroms wegen neurologischer Ausfälle.

Wir haben dann noch ca. 30 ml punktiert, der Professor sagt: »Jetzt hält der Zustand zu lange an, wir müssen uns überlegen, ob wir die Wundhöhle noch einmal öffnen und mit einem Spezialkleber verkleben. Oder wir punktieren in kürzeren Abständen und Sie müssen danach immer ein paar Stunden auf dem Rücken liegen«. Als ich das Haus verlasse, laufe ich schlecht, bin verzweifelt. Hört das denn nie auf mit dem Spasmus, existiert doch noch was anderes. Am Abend bin ich zur Krankengymnastik, die Therapeutin ist auch erschrocken, dass es mir nach der Punktion so mies geht. Ich solle die Nacht mit dem Po auf ein Kissen gebettet in Rückenlage verbringen, damit sich das Serom nicht so rasch wieder bildet. Es ist eine unbequeme Nacht, ich schlafe erst gegen vier Uhr ein und bin morgens wie gerädert. Ich kann nur unter heftigen Schmerzen laufen, mehr ist auch kaum drin. Na, mal sehen, wie es weitergeht.

## Kassen und Privatpatienten

Den Unterschied zwischen beiden, merke ich bei der Terminvergabe bei einem Arzt. Ich soll für eine Freundin einen Termin machen und rufe dort an. Man nennt mir einen Termin in fünf Wochen, auf meinen Einwand sie sei Privatpatientin, sagt man mir, »ach, das ist was anderes«. Da kann sie jeden Tag eine Stunde vor Feierabend kommen und braucht keinen Termin, diese Antwort verschlägt mir die Sprache. Warum dürfen solche Unterschiede gemacht werden, es geht alles nur um die Kohle.

Ja, liebe Krankenkassen da frage ich mich, was lässt die Kosten so in die Höhe schnellen? Die höhere Arbeitslosigkeit seit Anfang der neunziger Jahre kann nicht ausschlaggebend sein, denn die Leistungen sind beständig wie in den achtziger Jahren. Aber das Lohnniveau fällt immer mehr in den Keller, dadurch sind auch die Beitragsanteile der Krankenkassen niedriger. Aber, wenn ich mir heute anschaue, wie teuer die Hilfsmittel für die Krankenkassen sind, verstehe ich, warum immer wieder Leistungen abgelehnt werden, unser Sozialsystem ist kaum noch bezahlbar. Diese Hilfsmittelpreise werden in die Höhe getrieben, weil die Kassen vermutlich nicht über ausreichend geschultes Personal verfügen. Die berücksichtigen in welcher Höhe sich die Herstellungskosten und Materialkosten der Hilfsmittel die den Preis ausmachen belaufen dürfen. Früher haben die Ärzte viel mehr verschrieben, Medikamente, Heil und Hilfsmittel, Kuren, sogar Vitaminpillen und Tempotaschentücher. Die Krankenkassen konnten damit auch leben. Okay, wir überaltern immer mehr, deshalb brauchen wir mehr Medikamente, Heil- und Hilfsmittel usw. aber die Kassen zahlen ja auch immer weniger, viele Sachen sind IGel Leistungen. Ich gehe zu einem Frauenarzt, ich bekomme einen Aufnahmebogen, auf dem zweiten Blatt stehen die IGel-Leistungen, zum Beispiel Abstrich, Ultraschall, Brustabtasten usw., beanspruche ich alles, wäre ich 180,- Euro losgeworden. Wer von den Kassenpatienten kann sich das leisten? Blutabnahme beim Internisten ich bitte darum, den Vitamin D Status zu prüfen, Augenaufschlag des Arztes, das geht nicht, das zahlt die Kasse nicht, der Vitamin D Bluttest sei eine IGel Leistung und kostet 30,- Euro. Wegen des Mangels soll ich den Status regelmäßig prüfen lassen, ich zahle die 30,- Euro. Hier ein Beispiel für unnötige Kosten als Kassenleistung. Eine Patientin, die an einer multiplen Sklerose erkrankt ist, sitzt seit Jahren im Rollstuhl, sie ist Dekubitus gefährdet, bekommt Grundsicherung und Pflegegeld.

Vor 13 Jahren kauft sie sich einen elektrisch verstellbaren Fernsehsessel mit Fernbedienung, damit sie die Möglichkeit hat selbstständig ihre Körperposition zu verändern, sie kann noch die Hände bewegen.

Der Sessel hat nach vielen Jahren ausgesorgt, es kommen auch längst die Sprungfedern durch. Sie beantragt einen neuen bei der Krankenkasse. Die Ablehnung kommt prompt mit der Begründung, die Möbelhäuser seien keine Vertragspartner der Krankenkasse. Dann schickt man ihr einen Mitarbeiter ihrer Vertragsfirmen, der will ihr einen Monster Rollstuhl verkaufen, der soll 4500,- Euro kosten. Der Rollstuhl ist völlig ungeeignet, die Sitzfläche ist steinhart und der Stuhl ist raumfüllend von der Größe her, sie kann ihn auch nicht bedienen. Diesen unsinnigen Rollstuhl bezahlt die Krankenkasse. Ich frage mich, was soll das?! Einen neuen Fernsehsessel für circa 1500,- Euro lehnen sie ab, stattdessen Zahlen sie 3000,- Euro mehr, weil es ihr Vertragspartner ist. Mir ist klar, dass es dabei um den Service der Vertragsfirmen geht, die bei Reklamationen, die Reparatur oder den Austausch vornehmen müssen.

Ich denke, dass sie mit jedem Möbelhaus, jedem Hersteller solche Verträge zu wesentlich günstigeren Konditionen abschließen können. Natürlich brauchen sie auch die Fachfirmen für Heil- und Hilfsmittel, aber in solch einem besonderen Fall hätten sie den Fernsehsessel bezahlen können, meinetwegen auch außerhalb des Regelfalls. Zu den Kosten für Reha, Heil- und Hilfsmittel sei noch zu sagen, dass ich diese Preisgestaltung für völlig überzogen halte. Ich denke keiner der Krankenkassenmitarbeiter kann beurteilen, ob die Preise für diese Leistungen gerechtfertigt sind. Ich meine, da hat sich eine ganze Industrie bereichert. Wer prüft, ob die Krankenkassen einen günstigen und qualitativ hochwertigen Zulieferer auswählen? Nehmen wir noch einmal den Rollator als Beispiel.

Die Zuzahlung der Kasse liegt zwischen 79,- und 139,- Euro, der Eigenanteil für einen Leichtgewicht-Rollator beträgt circa 200,- Euro. Rollatoren die man von der Kasse bekommt, wo man nichts zuzahlt, sind schwer händelbar, dass sie meist ungenutzt in der Ecke oder im Keller stehen.

Die Preise für Privatpersonen sind immer höher als für die Kasse, sie liegen bei den Leichtgewichtrollatoren zwischen 318,- und 415,- Euro. Sicher gibt es im Handel bei Discountern, Rollatoren bereits ab 59,- Euro, ich rate von solch einem Kauf ab. Die preiswerten Rollatoren entsprechen meist nicht den üblichen Sicherheitsstandards, man hat keinen Ansprechpartner bei Problemen. Die Garantieversprechen der renommierten Händler halte ich auch für Augenwischerei, da versprechen sie fünf bis sieben Jahre Garantie außer auf Verschleißteile. Da kann ich nur lachen, an den Rollatoren gibt es nur Verschleißteile Bremsen, Reifen, Handgriffe, Einkaufsnetz, Sitznetz. Der Händler garantiert nur, dass der Metallrahmen am Rollator hält, mehr ist ja auch nicht dran, selbst der Mechanismus des Klapprahmens ist ein Verschleißteil.

Ich meine auch, dass die renommierten Hersteller, die Rollatoren günstiger verkaufen können. Aber heute versuchen sie alle sich eine goldene Nase zu verdienen, mit Krankheit und Gebrechen gelingt das gut. Niemand ist in der Lage zu prüfen, ob der Preis gerechtfertigt ist. Das müssen die Warentester einmal Testen!

## Hühneraugenpflaster

Wie bekommen die Hersteller von Hühneraugenpflaster die Genehmigung,Pflaster mit Salizylsäure an Privatpersonen zu verkaufen? Diese klebt man punktgenau auf das Hühnerauge, die umliegende Haut wird mit einer Hautschutzsalbe abgedeckt, um nicht die gesunde Haut zu verletzen.

Ich gehe davon aus, dass die Pflaster meist von älteren Personen gekauft werden, die wegen verminderter Sehfähigkeit die Anleitungen nicht lesen, wie man ein solches Pflaster anbringt. Einmal habe ich die Auswirkung, eines falsch angebrachten Pflasters sehen können.

Es wird bei einer Fußpflege während einer Kur ohne weitere Nachsorge angebracht. Es handelt sich dabei um eine ältere Person, die körperlich nicht in der Lage ist das Pflaster selbst anzukleben noch nachzusehen, ob das Pflaster ab muss. Sie wundert sich nur, dass ihr der Zeh weh tut. Grund dafür ist, dass sich unter der lang anliegenden Salizylsäure ein Loch in ihren Zeh gefressen hat, in dem ich den Zehenknochen sehen kann. Es dauert lange, bis die Wunde wieder heilt. Ich male mir gerade aus, was passieren kann, wenn die Betroffene unter Durchblutungsstörungen oder Diabetes gelitten hätte. Ich vertrete die Meinung Hände weg von diesem Pflaster es gehört nicht in Laienhände.

## Toilettensitzerhöhung:

Die Toilettensitzerhöhung wird von der ausführenden Firma, schräg nach vorne abfallend montiert, dass man Sorge hat vornüber von dem Sitz zu rutschen. Der Deckel der Erhöhung ist aus so dünnem Plastik, dass er sofort durchbricht, wenn sich jemand daraufsetzt. Die eignen sich nicht für einen Kranken gebrechlichen Menschen, in der Ausführung sind sie nicht zu gebrauchen, die Patientin benutzt jetzt einen Toilettenstuhl. Somit muss die Krankenkasse zweimal bezahlen, also rausgeschmissenes Geld. Ich glaube nicht, dass die Leistungen für diese Erhöhung bezahlt werden, wenn die Kasse die Qualität der Arbeit überprüft hätte. Dem Patienten stehen bei Krankheiten, die man mit Physiotherapie sinnvoll behandeln kann pro Monat 6 Behandlungen zu. Immer wieder sehe ich wie Ärzte sich winden ihren Patienten diese zu verschreiben, viele Patienten wissen nicht, dass sie das beanspruchen können.

### Orthopädischer Schuhmacher

Besonders viel Geld schleudern die Kassen für orthopädische Schuhmacher raus. Da werden Schuhe mit 20 Jahre alten Leisten gefertigt, in 20 Jahren verändern sich Füße, dass mit diesem Leisten kein passender Schuh mehr hergestellt werden kann. Die Folgekosten solcher Schuhzurichtungen sind immens. Die Patienten lassen sich immer wieder neue Einlagen verschreiben, aber bei den ohnehin zu kleinen Schuhen passen die natürlich auch nicht. In manchen Fällen entstehen starke Druckgeschwüre, sodass die Patienten chirurgisch versorgt werden müssen. Aus diesem Grund stehen bei vielen Menschen die nicht passenden orthopädischen Schuhe in der Ecke. Abgesehen von den zum Teil überhöhten Kosten für die besagten Schuhe.

Sie liegen bei manchen Schuhmachern bei 1600,- Euro, bei einer Berliner Firma bei 850,- Euro. Diese Firma fertigt meiner Meinung nach die besten Schuhe, aber sie sind dermaßen überlaufen, dass sie zurzeit keine weiteren Patienten annehmen.

Da wird das Geld nur so rausgeworfen und die Patienten trauen sich nicht, es bei der Kasse zu melden, dass ihre Schuhe nicht passen, für sie ist der Schuhmacher eine Autorität.

Die Krankenkassen müssen mehr aufklären, dass man solche nicht passenden Schuhe meldet, damit können sie viel Geld sparen. Vor vielen Jahren versäumte ich leider, die orthopädischen Schuhe einer Kundin zu fotografieren, die man ihr wie ein aus einem voluminösen Kneteklumpen zusammengebastelten Etwas als Schuhe verkaufte. Die Kundin hat die Schuhe leider entsorgt, die hätte sie sicher in einem Museum als Negativbeispiel ausstellen können.

## Augenarzt/in

Ich suche als Kassenpatientin eine Augenärztin für eine Lesebrille auf, die Assistentin überprüft an mehreren Geräten meine Augen. Mir wird ein Platz an einem Untersuchungsgerät angeboten. Ich setze mich, sofort holt mich die Sprechstundenhilfe von der Sitzgelegenheit wieder hoch, mit den Worten »Sie müssen sich bitte noch einen Moment gedulden«. Ich höre, wie sie zu einer eben gekommenen Patientin sagt: »Bitte, Frau Doktor nehmen sie Platz«, weist ihr meinen Stuhl zu, auf dem ich bereits gesessen habe. Das schlägt ja dem Fass den Boden raus, wenn ein Kassenpatient wieder aufstehen muss, damit sich die Privatpatientin dort sofort hinsetzen kann! Mein Gott, wo sind wir da hingekommen? Ich verstehe, der Arzt ist auch Unternehmer und er möchte viel Geld verdienen, das aber ist diskriminierend. Wo soll das noch hinführen! An dem Tag kann ich schlecht laufen, rappel mich von dem Stuhl hoch und laufe mit schleifenden Beinen ins Wartezimmer. Es fehlt mir in dem Moment die Kraft mich darüber aufzuregen, die brauche ich, um später wieder nach Hause zu fahren. Nach einer Weile ruft man mich auf, ich sage der Ärztin, sie möchte bitte meine Augen überprüfen, da ich in letzter Zeit mit meiner Lesebrille nicht mehr scharf sehen kann. Sie macht mit mir einen Sehtest, in dem Buchstaben an der Wand erscheinen, die sich wegen der Größe, in meine Pupillen brennen, ich denke auch mit einer enormen Sehschwäche, kann ich sie unschwer übersehen. Sie setzt sich wieder an ihren Schreibtisch, sagt zu meinen Erstaunen:
»Sie brauchen keine andere Brille, ihr Sehvermögen ist in Ordnung«. Nach einem tiefen Seufzer meinerseits, sage ich zu ihr, dass

ich zwar weit sehen könne, aber beim Lesen Probleme habe die Buchstaben zu erkennen. Sie sagt, ich könne mit der Sehkraft in meinem Alter noch zufrieden sein.

Ich merke, dass es keinen Sinn hat, sich weiter bei dieser Ärztin aufzuhalten, ich verlasse die Praxis. Demnächst werde ich einen Optiker aufsuchen, dort einen Sehtest machen und mir dann eine neue Brille kaufen.

## Medizinischer Dienst

Die Armen, Alten und Kranken sind besonders schlimm dran, sie trauen sich nicht, etwas zu fordern, nicht einmal Sachen, die man ihnen verspricht. Ich war zugegen, als eine ältere Frau Besuch vom medizinischen Dienst hat, die Leiterin der Pflegestelle ist auch dabei.

Die ohnehin pflegebedürftige Frau hat aus heiterem Himmel eine heftige Entzündung in ihrem Knie, die ihr ein Laufen unmöglich macht, das Knie knickt weg. Aufgrund einer schweren Krankheit, die sie von Geburt an hat, kann sie sich nur mühsam ein paar Schritte in der Wohnung vorwärtsbewegen, unter diesen Umständen jetzt nicht mehr. Sie ist eine liebenswürdige Dame, die nie irgendetwas beansprucht, wenn sie etwas bekommt, hat das die Pflegestation beantragt. Die Mitarbeiterin des medizinischen Dienstes sagt zu ihr: »Sie bekommen eine Toilettensitzerhöhung, ein Krankenbett und einen neuen Teppich«. Ich sage zu den beide: »Wie, sie wollen gehen, wie soll denn die Frau zur Toilette kommen«? Empörte Gesichter schauen mich an. »Sie braucht einen Toilettenstuhl neben ihrem Bett, wie haben sie gedacht, verrichtet sie jetzt ihre Notdurft«?

Als ich nachdrücklich darauf bestehe, ihnen klar mache, dass ich die Angelegenheit überwache, lenken sie ein und bringen noch am gleichen Tag einen Toilettenstuhl. Da die Angestellten vom Pflegedienst auch völlig überlastet sind, ist dieser Zustand bis heute so geblieben.

Nur die Sitzerhöhung wird geliefert, der Fall liegt inzwischen mehrere Jahre zurück, da kommt auch nichts mehr. Ja, so ist es wenn man alt, arm, krank, und bescheiden ist. Wie kann man der alten Dame so große Hoffnungen machen und hält diese dann nicht ein? Zum Glück, die Frau hat einen überaus netten Physiotherapeuten der sich bereit erklärt, wenn ich den Teppich spendiere, wird er diesen anliefern und verlegen, das haben wir dann gemacht.

Hauskrankenpflege auch ein Thema für sich. Ich will hier nicht alle über einen Kamm scheren, aber einige, muss ich hier doch erwähnen.

Als ich noch laufen kann, gehe ich in Ausübung meiner beruflichen Tätigkeit, zu einer blinden 92-jährigen Kundin, die im Sterben liegt.

Ich werde von der Pflegekraft mit den Worten empfangen, drehen sie die Alte nicht um, die hat den gesamten Rücken offen, so ich geh dann. Ich ziehe sie am Arm aus dem Zimmer, sage zu ihr: »Wie können sie denn vor der Frau so reden, sie wissen nicht, ob sie uns hören kann«. Ich bringe meinen Ärger über diese Angelegenheit zum Ausdruck. Mit einem Achselzucken verschwindet sie, lässt mich mit der Frau in der Wohnung zurück. Ich schlage die Bettdecke zurück, und sehe, dass ihre Füße nicht sauber sind. Ich hole mir eine Schüssel mit Wasser, einen Lappen, ein Handtuch und wasche ihr die Füße. Nach meiner Nagelbehandlung creme ich ihr die Füße ein, ziehe ihr ein paar leichte Socken über und decke sie wieder zu. Ich fasse ihr behutsam an den Arm, und sage: »So Frau Sowieso ich gehe jetzt, ich wünsche ihnen alles Gute«.

Entweder habe ich es mir eingebildet oder es ist, wie ich es empfinde, sie hat einen entspannten Gesichtsausdruck und macht ein Geräusch, als will sie sich bedanken. Ich habe sie nicht wiedergesehen, sie ist gestorben. Oft erlebe ich, dass es in den Wohnungen dreckig ist, es nach Urin stinkt. Die Hauspflege betritt die Wohnung mit den Worten: »Ich gehe gleich wieder, bin heute in Eile«.

Aber sie vergisst nicht, sich in dem Pflegeprotokoll einzutragen. Einmal komme ich zu der zuvor beschriebenen blinden Frau, es ist ein schöner Sommertag, ein Pfleger ist vor Ort, der mich in die Wohnung lässt. Dann setzt er sich draußen auf den Balkon in die Sonne. Ich behandle die Frau etwa eine dreiviertel Stunde, der Pfleger thront immer noch auf dem Balkon. Als er merkt, dass ich mit meiner Arbeit zum Ende komme, sagt er, er kommt gleich mit runter. Die Blinde fragt ihn, ob er denn abgewaschen und gesaugt habe, bejaht er dies und schreibt und schreibt in das Pflegeprotokoll. Auf den Einwurf, dass sie den Sauger nicht gehört hat, antwortet er, na vielleicht hören sie auch schwer. Die Frau hat mir während der Behandlung erzählt, dass der Pfleger gerade vor mir gekommen ist. Das finde ich widerlich, ich mische mich ein. Ich sage, seit ich hier vor Ort bin, haben sie nichts von dem gemacht, was die Frau sie eben gefragt hat. Ich schaue ihm über die Schulter, was er da im Protokoll einschreibt. Jetzt wird er ärgerlich. Ich stelle ihn vor die Wahl. Entweder er streiche das, was er geschrieben habe oder ich werde ihn bei der Pflegekasse melden. Er streicht seine Eintragung und verlässt fluchend die Wohnung. Wie niederträchtig ist das denn, eine alte blinde Frau zu betrügen.

Ein anderer Fall: Eine Frau hat nur noch ihre Enkeltochter, die nicht viel Zeit für sie hat. Sie ist aber noch in der Lage mir selbstständig die Tür zu öffnen. Als ich zu ihr komme, kann sie kaum noch gehen, sie sagt, der Zeh tue Ihr weh. Ich ziehe ihr die Schuhe und Strümpfe aus.

Ach her je, sie hat ein Loch in Ihrem Mittelzeh, es stinkt nach verfaultem Fleisch.Sie erzählt mir, dass die Hauspflege ihr bereits vor einer Woche versprochen hat den Arzt zu verständigen, wegen der Schmerzen, angeblich haben sie den Arzt nicht erreicht. Ich rufe bei der Hauspflege an und frage, ob der Arzt verständigt sei, sie verneint, den erreiche sie schon seit einer Woche nicht.

Okay, ich rufe selbst bei dem Arzt an, die Praxis ist sofort am Telefon. Ich frage die Sprechstundenhilfe, ob die Praxis im Urlaub gewesen sei, was sie verneint. Ich erkläre ihr, dass die Hauspflege mir versichert hat, dass sie seit einer Woche niemand erreichen kann. Ich schildere ihr den Zustand der Patientin, sie holt sofort den Arzt an das Telefon. Ihm erläutere ich die Sachlage, er verspricht mir noch am selben Tag die Patientin aufzusuchen. Besonders nett finde ich, dass er sich meine Telefonnummer notiert und mich am Nachmittag anruft, mir mitteilt, dass er die Wunde ausschneiden müsse und den Vorfall der Pflegekasse melden werde. Nach ein paar Wochen ist der Zeh verheilt und die Frau bekommt einen anderen Pflegedienst.

In vielen Wohnungen ist es schmutzig, es riecht nach Urin. Selbst bei Hauspflegen, die sich liebevoll um ihre Patienten kümmern, ist es oft so. Die Zeiten sind einfach zu knapp, um die Patienten ausreichend zu versorgen. Hinzu kommt, dass die Hauspflegedienste personell unterbesetzt sind, sodass bei Erkrankung einer Kollegin das Chaos ausbricht. Als ich noch bei guter Gesundheit bin, lerne ich bei einer Veranstaltung die hochschwangere Sabine kennen. Sie erzählt mir, dass ihr geschiedener Mann Manfred nach einem Arbeitsunfall querschnittgelähmt sei. Sie hat mit ihm aus der Ehe eine gemeinsame 16 jährige Tochter Isabel, die noch zur Schule geht, beide betreuen Manfred umschichtig.

Inzwischen ist sie wieder verheiratet und erwartet jetzt ihr Kind. Händeringend sucht sie jemanden, der ihren geschiedenen Mann während der Geburt ihres Kindes betreut, wenn die Tochter in der Schule ist. Sie hofft, dass sie eine Woche nach der Geburt wieder einsatzfähig ist. Das hat mir so leidgetan, dass ich Ihr anbiete, mir die Sache anzusehen, ob ich dem gewachsen bin. Als ich sie besuche, erschrecke ich, ihr Mann Manfred ist erst 36 Jahre alt, er sitzt im Rollstuhl und kann seine unteren Extremitäten nicht mehr bewegen. Seine Arme funktionieren noch, er hängt sich immer eine Eisenstange in den Türrahmen, wo er eine Befestigung angebracht hat. Daran macht er Übungen für die Arme, er hebt von Zeit zu Zeit sein Gesäß zur Entlastung aus dem Rollstuhl. Sie erklärt mir, was ich bei der Pflege von Manfred alles machen muss. Morgens um 6:00 Uhr muss ich ihn aus dem Bett holen, in den Rollstuhl setzen, waschen und die Zähne putzen. Bevor er in den Rollstuhl gesetzt wird, muss ich ihm einen Dauerkatheter anlegen. Sie zeigt mir, wie das geht, über sein Geschlechtsteil wird ein Gummiüberzug gezogen, an dem ein fester Schlauch ist. Der Gummiüberzug wird mit einem Pflaster am Penis befestigt, das andere Ende des Schlauches mündet in einen Urinbeutel, den ich am Bein festbinden muss. Ich muss das Frühstück zubereiten, das im Tiefkühlschrank vorrätige Mittagessen in die Mikrowelle stellen, er ist in der Lage diese selbst zu bedienen. Alle 3 Tage wird er auf die Toilette gesetzt, dazu muss ich ihm ein Zäpfchen in den After einführen, da er keine Kontrolle mehr über seine Darmtätigkeit hat.

Sabine macht diese Pflegetätigkeiten für Manfred mit Leichtigkeit, trotz ihrer fortgeschrittenen Schwangerschaft, der Geburtstermin ist voraussichtlich in der nächsten Woche. Ich bitte trotz meiner Betroffenheit um einen Tag Bedenkzeit. Ich kann in der Nacht kaum Schlafen, die Gedanken schießen mir durch den Kopf.

Bin ich dieser Aufgabe gewachsen, immerhin wiegt der Mann 80 Kilo, ich 57 Kilo, kann ich das körperlich schaffen? Ich kenne die Leute gar nicht, soll ich mir diese Verantwortung übernehmen? Aber die Entscheidung wird mir abgenommen. Am nächsten Tag klingelt das Telefon, Isabel ruft an. Sie weint, Ihre Mutter ist in der Nacht ins Krankenhaus gekommen und liegt in den Wehen, sie schreibt am nächsten Tag eine wichtige Klassenarbeit, bei der sie nicht fehlen kann. Ich entschließe mich spontan, der Familie zu helfen, Isabel bringt mir den Schlüssel der Wohnung, ich fahre am nächsten Morgen um sechs Uhr dorthin.

Manfred liegt bewegungslos im Bett, aber er gibt mir Anweisungen die Abläufe zu koordinieren.

Nach der Körperpflege kommt der, wie sich dann herausstellt, schwierigste Teil der Pflege. Ich muss einen Katheter legen, es kostet Überwindung bei einem fremden Mann den Penis in die Hand zunehmen. Ich reiße mich zusammen und nehme sein Geschlechtsteil in die Hand, es kommt, wie es kommen muss, der Penis wächst in meiner Hand.Das ist ihm peinlich, er bittet mich für kurze Zeit, den Raum zu verlassen, um sich zu beruhigen.

Derweilen mache ich das Frühstück, stelle ihm das Mittagessen in die Mikrowelle. Danach gelingt es mir den Überzug an den Penis zu kleben. Dann verlasse ich Ihn, er sitzt im Rollstuhl, bis seine Tochter nach Hause kommt. Jeden Morgen, wenn ich zu Manfred fahre, mache ich mir klar, dass er morgens so im Bett liegt, wie er abends hingelegt wird. Aus dem Grund erscheine ich immer super pünktlich, keine Minute früher oder später, denn mir ist bewusst, er erwartet mich sehnsüchtig, um aus dem Bett zu kommen. Dann kommt der Tag, des Abführens, ich habe Probleme in auf das Toilettenbecken zu setzen. Ich versuche, ein Zäpfchen in den Po zu stecken, die ersten beiden Anläufe misslingen.

Beim dritten Versuch haben wir Glück, das sitzt. Manfred thront eine Stunde auf dem Klo, anschließend wischen wir den Po ab und waschen den Intimbereich. Eine Woche später kommt seine Frau Sabine wieder.

Es ist die schwerste Arbeit, die ich je machte. Ich ziehe meinen Hut vor jeder Pflegerin, die ihre Arbeit gewissenhaft ausübt. Die Pflegekräfte müssten viel mehr verdienen, diese Beschäftigung ist total unterbezahlt. Aber das Pflegepersonal, das die Tätigkeit nicht ordentlich durchführt, muss dringend ausgetauscht werden. Ein positives Erlebnis möchte ich hier noch berichten. Ich klingele bei einer Kundin, die bereits seit 10 Jahren bettlägerig ist und von einer netten fähigen Pflegerin betreut wird.

Sie öffnen nicht, ich versuche sie vergeblich anzurufen. Die Pflegerin ruft aus dem Fenster, wir haben das Klingeln nicht gehört. In der zweiten Etage angekommen, erzählt mir die alte Frau, dass sie jeden Morgen zusammen singen und deshalb die Klingel nicht gehört haben.

Wann immer ich zu der Frau komme, liegt sie im Bett wie ein Engel. Frisch gewaschen von Kopf bis Fuß eingecremt, mit gekämmten Haaren, einen Hauch von Lippenstift, mit lackierten Fingernägeln und das Wesentliche einen Tropfen Parfüm auf Ihrem Nachthemd. Die alte Dame sagt mir: »Es ist ein Segen so gepflegt zu werden. Es ist mir nicht lästig bereits seit Jahren im Bett zu liegen, im Gegenteil ich freue mich auf jeden Tag, an dem die Pflegerin zu mir kommt«.

Mein Fazit für mich, ich möchte bis zu meinem Ende in meiner Wohnung bleiben und auch so eine Betreuung bekommen. Ansonsten möchte ich im Pflegefall lieber einen Pflegeroboter haben. Der hat nie miese Laune und schreit einen nicht an.

## Aktuelle Beschwerden 7

Das Laufen am Rollator ist nach wie vor schlecht, unter Belastung bekommt mein Fuß nach wie vor diesen Spasmus. Ich muss besonders darauf achten, dass ich mir nicht einen bestimmten Punkt am Kreuzbein abdrücke, der für Sekunden oder Minuten, die unteren Extremitäten lähmt. Die Füße werden jetzt bei Belastung ständig dick, die Wassereinlagerungen sind sehr schmerzhaft, bis meine Fußheber nicht mehr funktionieren und ich das rechte Bein hinterher schleife. Ich habe Kompressionen in der Wade und im Sprunggelenk, Schmerzen im Bereich des Kreuzbeins, ich bin nicht in der Lage einen Schritt zu machen, muss mich setzen, um nicht zu stürzen.

Meine Blase spielt immer noch verrückt, ständig dieser Harndrang, nachts muss ich drei bis fünfmal raus. Da ich nicht mehr schnell laufen kann, geht es ein paar Mal in die Vorlage. Ich bemerke, dass ich muss, aber aufgrund meiner Geschwindigkeit kann ich es nicht bis zum Klo halten. Ich trage jetzt nachts Einlagen, aber das ist auch keine Lösung. Wenn nicht noch ein Wunder geschieht, kann ich mein Leben bald abhaken und drehe bald durch.

## Punktieren bei Professor Sinis Oktober 2015

Heute besprechen wir, wie wir weiter verfahren wollen. Er will sich Gedanken machen, welcher Kleber für mich am besten ist. Ein Serom, das über so viele Monate besteht, bildet eine Kapsel um die Flüssigkeit. Deshalb muss er die alte Operationswunde wieder öffnen und die Kapsel entfernen. Damit sich die Blase nicht wieder füllt, wird dann wie zuvor beschrieben der Kleber eingebracht und die Wunde verschlossen.

Das Serom ist hier im MRT als Blase gut zu erkennen.

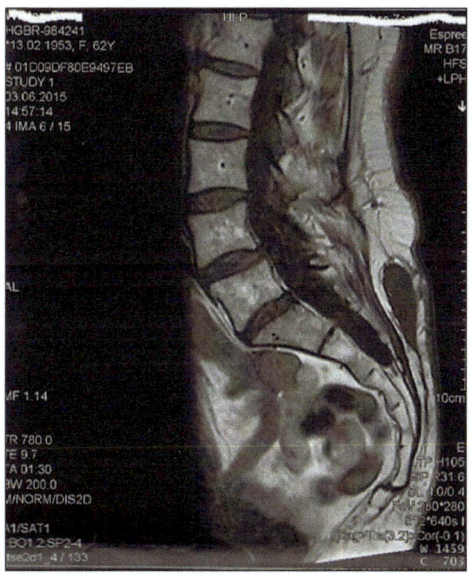

So sieht ein Serom im Ultraschall aus.

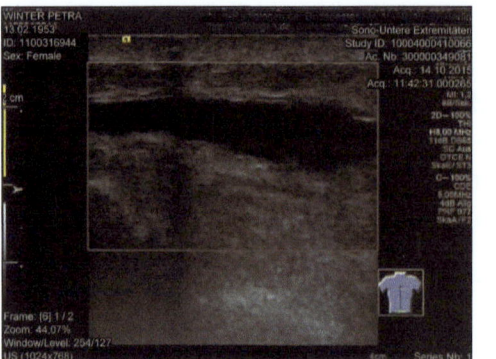

Es ist wie sechs Richtige im Lotto, dass ich bei dem Professor Sinis lande. Der sich Gedanken macht, wie er mir am besten helfen kann, ob mit dem Serom und zuvor mit dem Tumor. Er war öfter im Fernsehen, weil er spektakuläre Operationen durchführte.

Zum Beispiel bei einem polnischen vierzehnjährigen Jungen, dem der Bruder versehentlich Schrotkugeln ins Bein schießt. Die Ärzte in Polen wollen dem Jungen das Bein amputieren, weil das Bein durch die Schrottkugeln verkümmert und entzündet ist. Der Professor hat in mehreren Operationen den verkümmerten Fuß gerichtet und die Schrotkugeln entfernt, der Junge kann jetzt wieder laufen. Für mich ist er ein großartiger Chirurg. Dieses Ereignis wird in der Abendschau Berlin gesendet, jeder kann sich das im Internet ansehen. Einem Familienvater aus Jemen wird bei einem Säureattentat das Gesicht verätzt, ich sehe die Bilder im Internet, das Gesicht ist völlig entstellt. Seine Augen sind nicht mehr zu sehen unter der verschrumpelten Haut, er hat weder einen Mund noch ein Ohr. Professor Sinis hat den Mann, der Vater von 4 Kindern ist, in mehreren Operationen zu einem halbwegs normalen Aussehen verholfen.

Jetzt haben wir wieder das gleiche Problem, kein städtisches Krankenhaus hat einen Anästhesisten, der sich bei meiner porösen Lunge eine Spinale Narkose zutraut. Sein Narkosearzt hat keine

Kassenzulassung, er darf in diesen Krankenhäusern nicht arbeiten. Ich kann nicht schon wieder die Operation privat bezahlen, denn bei mir wächst das Geld ja nicht an den Bäumen, was nun? Ich hoffe, dass die Krankenkasse mir bald mein Geld zurückzahlt. Ich schicke dem Rechtsanwalt vom VdK eine E-Mail mit der Frage wie lange der Widerspruchsausschuss der Krankenkasse sich für die Beantwortung Zeit lassen darf, gibt es da Fristen die sie einhalten müssen.

Der Rechtsanwalt hat sich gemeldet, die Krankenkasse darf sich 3 Monate Zeit nehmen darüber zu entscheiden. Drei Monate, so lange kann ich nicht mehr warten, vielleicht ist das Serom jetzt ursächlich, dass ich nicht laufen kann, und meine Nerven abgedrückt mit allen Auswirkungen wie vor der Operation.

Ich suche nach einer Lösung, entweder muss ich mich wieder in der Privatklinik operieren lassen oder ich frage die Krankenkasse, was ich jetzt machen soll. Es muss unverzüglich eine Entscheidung her.

Gewebekleber TissuGlu

Leider habe ich immer noch das Serom, das bereits seit April 2015 besteht, es gibt kaum eine Möglichkeit es durch punktieren zu beseitigen. Ein Serom kommt häufig in großen Wundhöhlen vor. Der Körper schafft es nicht, solche Mengen an Wundwasser über die Lymphe abzutransportieren. Das Wundwasser sammelt sich an einer Stelle in der vernähten Wunde und bildet eine Blase, die Haut wabbelt über der Blase hin und her. Punktiert man das Wundwasser ab, sinkt die Haut zusammen, sie hat keinen Kontakt zum Gewebe, sondern liegt nur lose auf. Jedes punktierte Serom füllt sich innerhalb von 24 Stunden wieder, wenn der Körper es nicht schafft die Flüssigkeit abzutransportieren, bildet sich allmählich eine Hülle, die das Punktieren sinnlos macht. Die Lymphe befördern am Tag zwischen zwei bis drei Liter Lymphflüssigkeit, im Krankheitsfall ist es noch mehr. Die leer punktierte Blase läuft wieder voll. Es ist also ein Brunnen, aus dem man schöpft, der nie versiegt. Genau in der Situation stecke ich jetzt, ich trete auf der Stelle. Heute habe ich mich im Internet über den Gewebekleber TissuGlu informiert. Dieser Kleber wird in einer Spritzpistole an die Chirurgen ausgeliefert, die Pistole ähnelt einer Silikonspritze, die man zur Fugenabdichtung beim Fliesen nimmt. Nur die Spitze sieht aus, wie ein Dreizack, an der rechten und linken Seite kommt der Kleber raus und in der Mitte ist ein Abstandshalter. Mittels dieses Abstandshalters hält der Chirurg die Klebepistole auf die Stelle, die verklebt wird.

Durch Druck auf einen Hebel gibt man den Kleber rechts und links aus der Spritze aus, dadurch bringt man gleichmäßig die Klebepunkte in die Wunde ein. Bevor man den Kleber einbringt, werden an den Wundrändern die Fäden, mit denen die Wunde später vernäht wird, befestigt. Dann wird die Wunde mit einer Tamponade zugedrückt und für circa 20 Minuten gehalten bis der Kleber bindet, anschließend wird der Schnitt vernäht. Damit erreicht man, dass die Haut nicht mehr lose am Gewebe hängt und sich keine Gewebeflüssigkeit mehr sammeln kann. Der Kleber wird nach mehreren Monaten vom Körper resorbiert, die Wunde ist verheilt. Anfänglich ist mir nicht klar, wie der Kleber abbindet. Nachdem ich, alle Informationen aus dem Internet in meinem Kopf sortiere, ist mir jetzt klar, der Kleber bindet im feuchten Milieu.

## Aktuelle Beschwerden 8

Es geht mir in keiner Weise gut, ich kann mich kaum auf den Beinen halten. Mir ist schwindlig und jeder Schritt fällt mir schwer, ich muss mich wie vor der Operation stark konzentrieren um trotz Rollator nicht zu stürzen.

Mein rechter Fuß bekommt unter Belastung immer wieder einen Spasmus. Ich habe heftige Kompressionen in den Beinen, immer wieder dicke Füße die dann gewaltig schmerzen. Es ist mir immer noch unmöglich die Sprunggelenke, abzurollen. Die Kompressionen erstrecken sich von den Beinen bis zum Kopf und verursachen auch Kopfschmerzen. Meine Blase spielt nach wie vor verrückt, ich werde deshalb in den nächsten Tagen einen Urologen aufsuchen.

Ich würde gerne einmal ausgehen, am Wochenende bekomme ich eine Einladung zu einer Musikveranstaltung und zu einer Ballettaufführung, ich kann leider wegen meiner Blase und den Gangstörungen zu beiden nicht gehen. Irgendetwas an meinem Nervengeflecht ist unterbrochen, was mir Missempfindungen in den Füßen verursacht, die mitunter wie Stromstöße bis in die Fußsohlen gehen. Ich laufe wie auf dicken Gummisohlen, wippe bei jedem Schritt hin und her, ein Geradeauslaufen erfordert höchste Konzentration, um nicht zu stürzen. Mein Körper ist ständig unter Anspannung um halbwegs normal aussehende Bewegungen zu machen. Das meine ich im Ernst, denn es ist für mich nicht realisierbar, einen weiblichen geschmeidigen Gang einzulegen. Es sieht mehr so aus wie bei einer Alkoholikerin mit steifen staksigen Beinen, wenn ich mich vorwärts bewege. Ich bin immer froh, mein Ziel zu erreichen, um mich irgendwo niederplumpsen zu lassen.

Niemals ist mir früher der Gedanke gekommen, dass ich so oft in meinem Leben zu den Ärzten rennen muss, um für meine Gesundheit zu betteln.

Langsam bekomme ich Zweifel, ob das Serom einzig daran schuld sein kann, der Professor meint ja, es ist so, na hoffentlich hat er recht.

## Urologe

Bei dem Urologen angekommen, muss ich erst mal auf die Toilette. Aufgefallen ist mir, dass im Wartezimmer die Fenster sperrangelweit offen stehen, obwohl es draußen kalt und ungemütlich ist. Ich werde aufgerufen, betrete das Arztzimmer, es stinkt in dem Raum fürchterlich nach altem Schweiß. Ich sage zu dem Arzt, na sie haben es ja auch nicht einfach, wie halten sie das aus, wenn die Patienten sie so besuchen.

Er lacht, »ja, da haben sie recht, aber was soll ich machen«, er hat auch die Fenster weit geöffnet. Ich berichte ihm, unter welchen Beschwerden ich leide. Er macht einen Ultraschall von der Blase und meint, ich müsse erst einmal eine Urinprobe abgeben. Nachdem ich mir von der Schwester einen mit meinem Namen beschrifteten Urinbecher hole, betrete ich die Toilette. Der Raum ist fensterlos, es stinkt intensiv nach Schweiß, dass ich mich beinahe übergeben muss. Blöderweise besuche ich zuerst die Toilette, nachdem ich in die Praxis komme, ich kann die Blase vollständig entleeren, da es zu dem Zeitpunkt noch nicht nach Schweiß riecht. Ich ermahne mich zur Ruhe und versuche verzweifelt ein paar Tropfen Urin aus mir herauszupressen. Unter heftigem Würgen gelingt es mir, ein paar Tropfen in den Becher zu bekommen. Die wenigen Tropfen kann ich sehen, wenn ich den Becher schräg halte. Ich stelle das Gefäß in die dafür vorgesehene Klappe, der Schwester sage ich, »es sind nur ein paar Tropfen, ich weiß nicht, ob das reicht«. Sie holt den Becher, und verschwindet in einen Raum, sie kommt wieder heraus, es ist ausreichend, ich soll mich beim Arzt wieder vor die Tür setzen. Ich kann es kaum glauben, dass zwei Tropfen Urin, für diese Untersuchung reichen. Sie muss den Urin mit einer Pipette aufgesogen haben, anders ist es ja nicht machbar. Na ja, womöglich genügen ein paar Tropfen für diese Untersuchung. Inzwischen habe ich mitbekommen, woher der Schweißgeruch kommt. Ein Älteres von der Sprache her türkisches Paar, von dem die Frau, wenn sie an einem vorüber schreitet, einen Duft verströmt, der bei mir wieder einen Würgereiz hervorruft. Ich komme nicht umhin ihr einen bösen Blick zuzuwerfen. Der Arzt bittet mich noch einmal in sein Zimmer, erklärt, ich habe eine bakterielle Blasenentzündung und müsse Antibiotika nehmen. Bei Frauen in meinem Alter ist es häufig, dass ein bestimmtes Hormon fehlt, das diesen Harndrang verursacht, dafür verschreibt er mir Pflaster.

Die müssen sie 3 Monate lang aufkleben, wegen meiner Medikamentenallergie möchte er von Tabletten absehen. Wenn die Beschwerden verschwinden, sehen wir uns in einem Jahr wieder. Ich denke, diese bakterielle Entzündung habe ich mir eingefangen, weil ich nach der Operation im April den Po falsch herum abwischen muss, um die Schmierinfektion zu vermeiden, tja, dumm gelaufen. Na, Hauptsache dieser starke Harndrang hört auf, damit ich mich wieder unter Menschen wagen kann. Die Beschwerden fesseln mich ans Haus, ständig bekomme ich einen Spasmus im rechten Fuß und meine Blase macht mir die Einlage nass, was soll ich bloß machen.

## Hilfe ich weiß nicht weiter

Ich rufe bei der Krankenkasse an, erkläre den Sachverhalt, dass ich mich erneut einer Operation unterziehen müsse, um ein Serom zu entfernen. Ich berichte dass mein behandelnder Professor mich nicht wie bereits im April des Jahres in seiner Belegklinik operieren könne, da die Narkoseärztin sich die spinale Narkose bei mir nicht zutraut. Dem Narkosearzt aus der Privatklinik fehlt die Kassenzulassung, er darf in dem Belegkrankenhaus keine Anästhesie durchführen. Der Sachbearbeiter sagt mir: »Sie können die Operation, den Krankenhausaufenthalt und alle Nebenkosten übernehmen nur den Anästhesisten nicht«. Ich frage ihn, was wäre, wenn ich den Narkosearzt selbst bezahle. »Ja«, sagt er, »das können sie machen, wir haben nichts dagegen, denn das Narkoserisiko trägt ja dann der Arzt. Allerdings müssen sie sich mit dem Krankenhaus auseinandersetzen, sie können laut ihrem Hausrecht frei entscheiden, ob sie sich darauf einlassen«.

Voller Neugier fragt er noch, was der Narkosearzt denn koste.

Ich erwidere: »Wir haben 593,- Euro ausgemacht«. »Was«, sagt er, »das ist aber preiswert, wir zahlen dafür mehr«. Ich kann mir nicht verkneifen zu sagen: »Na denn sollten Sie sich andere Narkoseärzte unter Vertrag nehmen. Ihre Vertrags-Anästhesisten sind ja absolut nicht in der Lage eine spinale Narkose durchzuführen«. Ich rufe Professor Sinis an und berichte ihm davon. Er sagt, er glaubt kaum, dass sich das Krankenhaus oder sein Narkosearzt darauf einlässt, aber ich solle es versuchen. Ich soll ihn am nächsten Tag anrufen, dann besprechen wir alles Weitere, er müsse jetzt in den Operationssaal. Meine Idee ist für alle Beteiligten so ungewöhnlich, dass ich auf taube Ohren stoße. Die Klinikleitung hat mich sofort abgeschmettert, mit Sicherheit denken sie, ich muss am Kopf und nicht am Rücken operiert werden.

Theoretisch ist es mit Zustimmung der Krankenkasse möglich, ich kann versuchen, mir das Recht einzuklagen. Das erfordert große finanzielle Rücklagen, gute Nerven, um den jahrelangen Rechtsstreit durchzustehen. Gesundheitlich fühle ich mich nicht imstande, so ein Vorhaben über mich ergehen zulassen. Ich stehe am Rande des Abgrunds, nur ein Fehlschritt und ich stürze ins Verderben.

## Dr. House

Da ich nicht sicher bin, dass meine Beschwerden nur von dem Serom ausgelöst werden, schreibe ich im August 2015 einen Brief an Professor Schäfer in Marburg. Dieser Professor hat 2008, eine Stelle für seltene und unerkannte Krankheiten eingerichtet. Ich schicke dort meine Unterlagen hin, wenn ich Glück habe, bekomme ich einen ausführlichen Fragebogen zugesandt.

Anhand der Unterlagen wird eine Entscheidung getroffen, ob mir ein Arzt in meiner Nähe benannt wird oder ich nach Marburg muss. Dieser Professor wird der deutsche Dr. House genannt; er hat wie im Film mit seinen Studenten die etwaigen Krankheiten abgecheckt. Das ist ja bisher unüblich, der Patient hat Beschwerden, die Ärzte tippen auf eine Diagnose, der sie nachgehen, danach behandeln oder sie entlassen den Patienten, wenn sie nichts finden. In Marburg schließt das Ärzte-Team eine Krankheit nach der anderen aus, bis es zu einer Diagnose kommt. Anfangs gehen dort täglich zwischen 30 bis 40 Patientenunterlagen ein. Im Laufe der Jahre steigern sich die Anfragen auf circa 200 pro Tag. Man kann sich denken, dass es lange dauert, bis man eine Antwort erhält. Ich muss aber jede Gelegenheit nutzen, um herauszufinden woran ich leide, um womöglich geheilt zu werden oder zumindest besser laufen zu können.

## Ohrenarzt

Erst denke ich, ich irre mich, immer wenn ich spreche hört sich meine eigene Stimme in dem linken Ohr leiser an, sie ist in einer anderen Tonlage als der Ton im rechten Ohr. Es hört sich an, als wenn zwei verschiedene Menschen simultan reden. Am ulkigsten ist es zu Singen, dies ist, als ob ich selber im Chor singe.

Fernsehen oder Musik zu hören ist irritierend mit einem Echo in zwei Tonlagen.

Ich glaube jeder kennt es vom Telefonieren, auf einmal hört man sich selber wie ein Echo reden, also wie eine Rückkopplung im Telefon. Ich schildere den Arzt, was ich höre. Er ist der Ansicht, es handelt sich um einen Paukenkathar, bei dem die Schallschwingungen im Ohr nicht mehr korrekt wahrgenommen werden. Er hat die Ohren gereinigt und Druckluft durch meine Nase geblasen und sagt, in drei Wochen ist das wieder in Ordnung.

Na, ja es wird schon wieder, es ist in der Tat verrückt, was man alles bekommen kann.

# Neurologe

Ich sitze zu Hause, starre die Wand an, meine Gedanken schlagen Purzelbäume, wie kann ich mich aus dieser unerträglichen Lage retten. Mir bleibt nichts weiter übrig, als zu den Ärzten zu rennen, um schließlich den Hauptgewinn abzuschleppen, in dem meine Heilung steckt. Bevor ich mich wegen des Seroms noch einmal unters Messer lege, versuche ich einzugrenzen, ob das Serom schuld ist. Ich gehe zum Neurologen, um eine Nervenmessung durchführen zu lassen. Ich sage dem Arzt, dass sich durch meine Operation im April 2015 ein Serom gebildet hat und jetzt auf die Nervenenden drückt.

Meine Frage ist: »Können Sie bei einer Messung feststellen, welcher Nerv davon betroffen ist«? Er sagt zu mir, »dass ich einen Termin zur Nervenmessung vereinbaren muss«. Na mal ehrlich, was soll denn das, deshalb habe ich doch den Termin gemacht, er wimmelt mich ab, heute ist keiner da, der das machen kann. Erneuter Termin im Oktober zur Nervenmessung. Die Untersuchung wird durchgeführt, ich frage die Schwester, ob sie mir etwas über das Ergebnis sagen kann. Nein, das könne sie nicht, das muss der Doktor machen, der ist heute nicht da. Weil ich hundsmiserabel laufen kann, fällt es mir schwer, dort hinzufahren, ich rufe in der Praxis an und frage nach dem Ergebnis der Untersuchung. Das können wir ihnen am Telefon nicht sagen. Ich erwidere: »Ja okay, dann schicken sie mir das Ergebnis als E-Mail Anhang«. »Nein, das dürfen wir nicht«. »Was ist das denn für ein Quatsch«. Okay, schicken sie das Ergebnis zu meinem Internisten, ich gebe ihnen die »E-Mail Adresse«. Sie antwortet: »Die haben wir«. Jetzt werde ich nächste Woche, den Internisten anrufen mir von Ihm das Ergebnis per E-Mail Anhang schicken lassen. Alle Ärzte haben meine »E-Mail-Adresse«. Wir leben in einem Zeitalter, in dem mittlerweile fast jeglicher Schriftverkehr elektronisch versendet wird. Warum wird es mir so schwer gemacht, in den Besitz der Arztberichte zu gelangen?

## Gefangen in der Badewanne

Sonntagnachmittags gehe ich immer in die Badewanne, es ist schwierig, da rein zu kommen, raus ist es noch schwerer. Immer wieder versuche ich, die Wanne zu verlassen, es gelingt mir nicht. Die Kräfte verlassen mich, auch unter ungeheurer Anstrengung, gelingt es mir nicht, mich aufzurichten. Inzwischen lasse ich das Wasser aus der Wanne.

Der Boden der Wanne ist so hart, dass ich mir mein Serom drücke, das wie oft beschrieben, einen Spasmus in meinem rechten Bein auslöst. Ich winde mich wie ein Aal, ich versuche mich auf die Seite zu drehen, aber ich kann in der Wanne nicht auf der Seite liegen, inzwischen ist mir eiskalt. Ich muss verhindern, einen Spasmus zu bekommen, ziehe ein Handtuch vom Haken, der harte Untergrund quetscht mein Serom, ich probiere das Handtuch unter den Rücken zu legen. Irgendwie gelingt es mir, mich auf die Knie zu drehen, es tut höllisch weh, ich merke, wie der Fuß einen Spasmus bilden will. Unter Zuhilfenahme aller Kräfte schaffe ich es, mich hochzustemmen, völlig entkräftet verlasse ich das Bad und lege mich ins Bett. Meine Füße sind durch die Kraftanstrengung dermaßen angeschwollen, dass ich immer wieder auf die Toilette muss, dieser Zustand hält ein paar Stunden an, dann habe ich die Füße schlank gepullert.

## Es ist so weit

Professor Sinis ruft mich an, er teilt mir den Operationstermin für die Seromentfernung mit. Es ist der 25.11.2015, nächsten Monat werden es 6 Jahre, die ich mich mit der Krankheit quäle. Ich soll um 17:00 Uhr da sein, die OP dauert nicht so lange wie bei der Tumorentfernung. Wie besprochen, will er die Kapsel entfernen, die sich um das Serom gebildet hat, und dann die Gewebeschichten mit dem Gewebekleber verkleben, damit sich nicht abermals ein Serom bilden kann. Ich hoffe voller Erleichterung, dass es endlich ein Ende hat. Angst habe ich, mich noch einmal unters Messer zu legen, ich hoffe, es gelingt gut. Nach der Operation weiß ich, ob meine Beschwerden von dem entfernten Serom kommen, dann ist nichts mehr im Rücken, was die Nerven bedrängt.

Sollte das Ergebnis nicht positiv ausfallen, kann ich mir nur noch die Kugel geben. Aber egal wie die Geschichte endet, ich werde Professor Sinis für seinen mutigen Einsatz ewig dankbar sein. Die Operation bei Professor Sinis beginnt um 18:00 Uhr, zuvor leitet der Anästhesist die spinale Narkose ein.

Ich fühle mich wie auf dem Weg zur Schlachtbank. Ich sitze seitlich auf dem Operationstisch, hinter mir ist der Narkosearzt, vor mir eine Assistenzärztin.

Vor mir steht ein Hocker, auf dem ich die Füße abstelle.

Der Arzt desinfiziert meinen Rücken, anschließend bekomme ich eine lokale Betäubung, damit ich den Einstich der spinalen Anästhesie nicht merke.

Mein Neurologe hat das ohne örtliche Narkose gemacht, dass funktioniert auch, ist aber nicht so angenehm. Dann wird eine Abdeckfolie auf den Rücken geklebt, bei dem nur der Bereich der Einstichstelle frei bleibt. Der Narkosearzt tastete dann die Beckenknochen ab, um die Höhe der Einstichstelle zu ermitteln. Er macht sich, wenn er die Wirbel abgetastet hat mit dem Fingernagel eine Markierung, die meist zwischen dem dritten bis vierten oder vierten bis fünften Lendenwirbel liegt. Die lange Nadel wird bis vor die schützende Hülle geschoben, in der das Nervenwasser ist. Der Narkosearzt spürt an dem Widerstand der Hülle, dass er an der korrekten Stelle ist und durchstößt diese.

Er nimmt ein paar Tropfen Nervenwasser ab, um anschließend das Narkosemittel einzuspritzen. Die Abdeckfolie wird entfernt, ich werde auf dem Operationstisch auf den Rücken gelegt. Anschließend wird mithilfe des Eispacks geprüft, wie weit die Narkose nach oben gewandert ist. Am Anfang merkt man die Kälte nicht mehr an den Füßen, dann geht es die Wade hoch über die Schenkel. Wenn es am Becken angekommen ist, werde ich auf die rechte Seite gedreht in die Operationslage. Die Operation beginnt, ich stecke die Kopfhörer in die Ohren und höre Musik vom MP3-Player.

Der Chirurg schneidet meinen Rücken auf, die Seromflüssigkeit läuft raus. Er muss eine Auffangschale darunter gehalten haben, denn er steht auf, kippt die Flüssigkeit in einen Auffangbehälter.

Wenig später tippt er mich an und sagt zu mir: »Da können wir ewig punktieren, es hat sich eine dicke Kapsel gebildet«. Die wird er nun herausschneiden. Da ich ja hinten keine Augen habe, kann ich nicht sagen, welche Vorarbeiten er noch gemacht hat. Er fügt dann den Gewebekleber ein und drückt die Wunde zu. Ich kann nicht sagen, ob inzwischen 10 oder 20 Minuten vergangen sind, aber ich habe in der Werbung gelesen, dass es Kleber gibt die 20 Minuten zum Abbinden brauchen, dann näht er die Wunde zu, die Operation ist beendet. Ich werde aus dem OP geschoben und in mein Krankenbett gelegt. Mir fällt ein Stein vom Herzen, der Eingriff ist überstanden, alle Ängste sind verflogen. Ich denke bei mir, ja ich bin schon hart im Nehmen. Aber es gibt ja diesen Spruch, »Nur die Harten kommen durch, entweder man stirbt oder wird verrückt«. Der Narkosearzt sagt mir: »Heute müssen sie über Nacht bleiben, weil wir erst so spät operiert haben«. Ich frage Professor Sinis, ob die Möglichkeit besteht, dass ich wieder nach Hause kann, wenn die Narkose nachlässt. Er stellt mir frei, ob ich mir das zutraue, wieder nach Hause zu gehen oder zu bleiben. Es sei auf jeden Fall eine Nachtschwester vor Ort. Ich möchte ungern in diesem einsamen Haus allein mit der Nachtschwester verweilen, denn ich bin ein Schisser, hinter dem Gebäude scheint ein Wald oder Park zu sein. Nebenan ist ein Kindergarten, der ist natürlich nachts nicht besucht.

Zu allem Überfluss knickt und knackt es in diesem Haus, sie haben Parkett, ich kann kein Auge schließen in dieser einsamen Gegend. Ich nenne das Gebäude aus diesem Grund, da es so einsam steht das »Hexenhaus«.

Inzwischen erscheint meine Freundin Erika, die ich anrief, sie will mich heimfahren. Es ist bereits 22:00 Uhr, aber die Beine sind noch nicht meine, sie liegen wieder wie Felsbrocken im Bett. So sehr ich mich auch bemühe mit den Zehen zu wackeln, es gelingt mir in keiner Weise, auch nur irgendeine Bewegung mit den Beinen zu machen, wir haben keine Wahl als weiterhin zuwarten. Erika glaubt, das schaffe ich diesmal unter keinen Umständen, da die Operation so spät stattfindet. »Du musst heute hierbleiben«. Ich glaube, sie sagt es, weil sie hundemüde ist, aber sie hat nicht mit meinem Kämpferherz gerechnet. Inzwischen ist es längst 24:00 Uhr, auch bei mir schwindet langsam die Hoffnung, dass ich nach Hause kann. Wenn Erika geht, muss ich bleiben, da ich in halb liegender Stellung transportiert werden muss, ich denke nicht, dass ein Taxifahrer mich mit der blutigen Drainage mitnimmt. Ich versuche, immer wieder die Zehe zu bewegen, siehe da, gegen ein Uhr nachts gelingt es mir, meine Zehe zum Leben zu erwecken.

Ich klingel, der Professor ist nämlich noch dageblieben, er weiß ich möchte nach Hause. Er muss mir den Katheter entfernen, das kann die Nachtschwester nicht. Nachdem wir uns gegenseitig eine gute Nacht wünschen, geht er nach Hause. Ich lasse mir von Erika den Rollator vor das Bett stellen, rutsche aus dem Bett und stehe auf meinen wackligen Beinen. Vorsichtig mache ich ein paar Schritte nach vorn, es funktioniert, ich verschwinde auf die Toilette.

Wieder eine erstmalige Erfahrung, hat man über einen langen Zeitraum einen Katheter in der Blase, ist sie komplett entleert, dass sich erst wieder Urin sammeln muss, bevor man aufs Klo kann. Ich ziehe mich an, Erika fährt mich um 1:30 Uhr nach Hause, ich will nur noch ins Bett und Erika ist sicher froh endlich gehen zu können, sie ist hundemüde.

Die erste Woche ist wunderschön trotz der Wundschmerzen, ich kann in der Wohnung ohne Rollator laufen, habe keinen Spasmus im Fuß, mir ist weniger schwindelig, ich bekomme seltener Kopfschmerzen. Am achten Tag, oh Gott, ich habe dick geschwollene Beine, das man nur ahnte, wo die Knöchel sind. Ich habe Schmerzen in den Beinen, laufe wieder völlig unsicher. Die Gedanken schießen mir durch den Kopf, soll doch alles umsonst gewesen sein. Ich rufe den Professor an. Er schlägt vor: »Kommen sie vorbei«. Eine Freundin fährt mich dort hin. Der Professor schaut sich meine Beine an und sagt: »Sie müssen unbedingt Lymphdrainage machen. Wir müssen die Wasseransammlung aus Ihrem Körper kriegen, sonst bekommen sie wieder ein Serom, dann war alles umsonst«.

Ich erschrecke, ich weiß nicht, ob ich so kurz hintereinander eine weitere Operation hinbekomme. Mein Körper ist ohnehin geschwächt, denn es vergehen bislang 6 Jahre, an denen ich jeden Tag nur unter extremer Anstrengung am Rollator laufen kann. Wir wollen am 9. Dezember die Fäden ziehen. Ich soll, wenn es mir möglich ist auf dem Rücken liegen, um ein Serom zu vermeiden.

Mal sehen wie es weiter geht? Die Fäden zieht er erst nach 21 Tagen, der Professor meint, der Bereich an der Wirbelsäule steht beim Nach-Vorne-Beugen besonders stark unter Spannung, es ist sicherer die Fäden länger drin zu lassen. Ich hoffe, dass der Schorf bald abgeht, damit ich endlich wieder duschen kann.

Bei der kleinsten körperlichen Anstrengung komme ich an meine Grenzen, die Beine schwellen an und schmerzen. Ich mache jetzt zweimal die Woche Lymphdrainage bei der Krankengymnastik. Das Jahr neigt sich dem Ende, ich feier wie immer Weihnachten mit meinen Lieben.

Ein Bekannter hat zur mir gesagt, mit meiner Krankheit wird das sowieso nichts mehr. Das hat gesessen. Ja, ich merke die Tatsache, dass die Erkrankung unverändert über so viele Jahre anhält, mich unglaubwürdig macht.

Langsam werde ich weichgeklopft, meine Psyche schwankt, ich bin zurzeit oft verzweifelt, weiß kaum noch einen Ausweg.

# Es ist ein Unglück geschehen

Meine beste Freundin Erika ist heute am 4. Februar 2016 verunglückt. Sie ist morgens beim Müllwegtragen gestürzt, jetzt kann sie nicht mehr laufen, die Feuerwehr fährt sie in ein Weddinger Krankenhaus, das mir bekannt ist. Ich soll ihr die Waschutensilien und Wechselwäsche ins Krankenhaus bringen.

Da mein Laufpensum nur wenige Meter sind, können wir nicht in eine Universitätsklinik fahren, die unmittelbar auf der gegenüberliegenden Straßenseite meiner Wohnung liegt. Die Zugangswege sind für mich zu weit. Außerdem gleicht die Rettungsstelle einmal abgesehen von den chaotischen Dingen, die da vor sich gehen, allein wegen der Größe des Hauses einem Irrenhaus.

Die Erste-Hilfe-Station der Klinik, in die die Feuerwehr gefahren ist, hat freundliches kompetentes Personal und ist nicht so überlaufen wie die größeren Krankenhäuser der Stadt. Ich sitze im Wartebereich, bekomme wie so oft mit, was sich dort abspielt. Eine Patientin liegt mit dem Oberkörper zur Seite geneigt den Kopf auf dem Stuhl daneben abgelegt, sie jammert. Sie ist in Begleitung einer männlichen Person, der wie es schien, ihr Partner ist und einer älteren Dame, bei der es sich aller Wahrscheinlichkeit nach um ihre Mutter handelt. Wie ich an der Sprache höre, ist es offensichtlich eine türkische Patientin. Ein Mann sitzt in der Ecke, er schnarcht laut vor sich hin. Rechts neben mir ein Herr der alle paar Minuten sich von dem Wasserspender, der im Raum steht, einen Becher mit Wasser holt. Auf der linken Seite sitzt ein Pärchen, das ewig »knutscht«.

Dann setzt sich ein junger Mann zur Linken neben mich. Eine Ärztin kommt heraus, sie ruft einen Namen, alle schauen einander an aber niemand meldet sich, die Ärztin verschwindet wieder. Dieses Szenario spielt sich dreimal ab, mit einem Mal erschrecke ich mich zu Tode, der Mann links neben mir stößt einen super lauten durchdringenden Pfiff aus. Er schreit den Mann in der Ecke, der so laut schnarcht an, dass dieser uns aus großen aufgerissenen Augen ansieht.

»Eh du »Eierkopp«, bist du der Aufgerufene«, der Schnarcher bejaht und verschwindet mit der Ärztin Richtung Untersuchungsraum. Da ich vor Schreck auf den lauten Pfiff heftig zusammenzucke, entschuldigt sich der Mann bei mir. Nach und nach werden alle aufgerufen und kurze Zeit später verlassen sie, mit dem Ersten Hilfe Protokoll in der Hand das Krankenhaus wieder. Ich höre, wie die Ärztin zu der Patientin die vorher so gejammert hat und den Kopf auf einem Stuhl abgelegt hat, sagt, »kaufen sie sich ein paar Kopfschmerztabletten aus der Apotheke dann wird das wieder«.

Ja, da verstehe ich, dass die Notärzte sich beschweren, dass die Patienten wegen jedem Pups in der ersten Hilfe erscheinen. Daran ist auch unser Gesundheitssystem schuld, da die niedergelassenen Ärzte keine Termine freihaben, nutzen die Patienten die Erste- Hilfe, um sich von Ihren Wehwehchen befreien zu lassen. Erika hat mich, als sie über den Flur der Rettungsstelle geschoben wird, entdeckt und sagt dem Pfleger Bescheid mich herein zu lassen. Sie empfängt mich, mit den Worten: » Mein Bein ist geröntgt worden, es ist sicher nur geprellt und ich kann wieder nach Hause«. Eine Ärztin betritt den Raum, »leider ist ihr Bein gebrochen, wir müssen sie heute noch operieren«. Inzwischen ist es 21:00 Uhr. Sie erklärt weiter: »Da wir keine orthopädische Abteilung haben müssen wir sie in ein Krankenhaus nach Spandau verlegen«. Sie hat sich den Oberschenkelhals gebrochen. Es ist 23:00 Uhr, sie wird zum gegenwärtigen Zeitpunkt operiert. Ich soll nach 24:00 Uhr im Krankenhaus anrufen und mich nach ihrem Zustand erkundigen. Hoffentlich gelingt alles gut! Schlafen kann ich jetzt sowieso nicht, ich bin in heller Aufregung. Sie ist die größte Stütze in meinem Leben, ich weiß absolut nicht, wie es weiter geht. Die Operation ist gut verlaufen, aber das Drumherum ist eine Katastrophe. Nach der Reha ist sie bereits nach 8 Wochen ohne Gehhilfe wieder gelaufen.

Allerdings ist mir nicht bekannt, dass Kliniken, die über eine Rettungsstelle verfügen, keine orthopädische Abteilung haben, es ist für den Patienten belastend nach einem Unfall noch endlos durch die Gegend gefahren zu werden.

## Schockstarre

Durch mein eigenes Schicksal und den Unfall von Erika falle ich in eine Art Schockstarre, ich lebe nicht mehr, sondern funktioniere nur noch wie eine Marionette.

Man zieht an den Fäden und ich hample durch das Leben, so sieht es auch aus, wenn ich laufe. Wie auch immer, ich habe keine Lust und keine Kraft mehr mich gegen die Ärzte aufzulehnen. Jeder, der mein Schicksal kennt, sieht mich oft komisch an, weil ich nach so vielen Jahren immer noch durch Leben schleiche, mich an allem festkralle, was ich mit meinen Affenarmen erreichen kann. Um in die Öffentlichkeit zu gehen, bin ich jetzt täglich mit einer Einlage bewindelt, halte trotzdem immer Ausschau nach einem Klo. Diese Jahre haben mich extrem altern lassen, mein Lebensmut wird gehörig in die Schranken gewiesen. Alle Hebel, die ich bisher in Bewegung setze, rosten ein. Ich denke über den Sinn und Unsinn des Lebens nach.

Dabei habe ich mir so viel vorgenommen, es gibt viele Belange des Lebens, die mich interessieren, die ich noch erleben und begreifen will.

Meine Krankengymnastin, Verwandte und Freunde, reden auf mich ein, ich soll nicht aufgeben. Ich gehe in mich, beschließe den Kampf ein letztes Mal aufzunehmen. Wenn es mir bis zum Jahresende nicht gelingt, die Ursache der namenlosen Krankheit zu entschlüsseln, setze ich mich in den Rollstuhl und versuche dem Leben erneut einen Sinn zu geben.

## Orthopäde ein weiteres MRT

Der Orthopäde sieht mich entsetzt an, sie laufen wirklich überaus unerfreulich, aber ich weiß nicht, was sie haben. Er schickt mich erneut zum MRT, jetzt da das Gewächs aus ihrem Rücken raus operiert ist, kann man vermutlich mehr sehen als vorher.

Ich rufe noch am selben Tag bei einem mir unbekannten Röntgeninstitut an, vereinbare einen Termin zum MRT. Anschließend rufe ich wieder in der orthopädischen Praxis an und hole mir gleich einen Termin, um mit dem Arzt das Ergebnis des MRT zu besprechen. Die beiden Termine schreibe ich mir auf einen kleinen Schmierzettel, ich will sie in meinen Terminkalender übertragen, da ich sie unordentlich aufschrieb, weiß ich nicht mehr, wann ich wo sein soll. Ach denke ich, die Krankenhäuser machen sicher nicht so späte Termine, schreibe den frühen Termin 10:40 Uhr für das MRT ein. Den Mittagstermin 13:00 Uhr für den Orthopäden. Am Tag zuvor suche ich die Voraufnahmen und den Bericht zusammen. Ich überlege mir, es ist unklug den Vorbericht mitzunehmen, dann übernehmen die Röntgenärzte wieder die Diagnose aus dem Bericht und schauen sich die Aufnahmen nicht unvoreingenommen an.

Ich beschließe, den Bericht nicht mitzunehmen.

Ich erscheine am nächsten Tag um 10:40 Uhr zum MRT, sage an der Anmeldung meinen Namen, die Angestellte schaut mich mit erstaunten Augen an:»Na, sie sind ein bisschen früh hier«. Natürlich habe ich die beiden Termine vertauscht, hier bin ich zu 13:00 Uhr bestellt.

Ich sage ihr: »Sie tun so, als hätten sie mich nicht gesehen, ich komme nachher wieder«. Sie lacht hinter mir her. Durch das viele Hin- und Her kann ich beschissen laufen, ich bin froh hier pünktlich angekommen, zu sein. Die Angestellte bittet um meine Unterlagen. Die habe ich vergessen, sie liegen natürlich im Auto. Mit gesenkter Miene sage ich zu Ihr: »Wissen sie was, ich gehe nach Hause und lege mich ins Bett, tu so, als sei dieser Tag nicht geschehen«. Unter dem Gelächter der Angestellten schleiche ich inzwischen mit schleifenden Beinen erneut zum Auto und hole die alten Aufnahmen.

Ich werde alsbald aufgerufen und in den Umkleideraum geführt, vor dem Raum sitzen mir mit dem Rücken zugewandt, drei Mediziner vor den PC, sie schauen sich Röntgenaufnahmen an. Die Angestellte, fragte mich, bevor ich in die Kabine verschwinde, warum ich dort sei, ich schildere ihr die Beschwerden, die Ärzte an den Bildschirmen drehen sich um, hören interessiert zu. Nach der Schilderung ziehe ich meine Kleidung aus und begebe mich auf das MRT-Gerät. Da die Liege sehr hart ist, kommt es, wie es kommen muss, ich kann mich aus eigener Kraft nicht von der Liege lösen. Ich erkläre der Angestellten, dass sie mich ein bisschen aus der Rückenlage auf die Seite drehen muss, dann löst sich die Sperre in meinem Rücken und ich kann aus eigener Kraft aufstehen. Dafür handel ich mir immer bei solchen Untersuchungen verständnislose Blicke ein. Ja, ich liege wie ein Maikäfer auf dem Rücken, kann mich aus der Lage nicht befreien. In dem Augenblick bin ich hilflos der Situation ausgeliefert.

Nach dem man mich aus dieser Lage befreit, bin ich heilfroh wieder auf den Beinen zu stehen.»Können Sie mir die Aufnahmen auf CD brennen«? Sie bejaht meine Frage, sie meint im Gegenzug, ob ich die mitgebrachte CD da lassen kann, die brauchen sie zum Befunden der Aufnahmen, so machen wir es. Zwei Tage später erhalte ich die CDs und den Bericht.

Ich reiße den Brief auf und lese den Bericht, mein Konzept ist aufgegangen. Das ist ein völlig wertungsfreier Bericht, aufgrund der alten und neuen MRT Aufnahmen, die sie miteinander vergleichen und bewerten. Ohne in irgendeiner Weise beeinflusst zu sein, sondern wie es derzeit im Gegensatz zu den Voraufnahmen, um meine Gesundheit steht. Der Bericht sagt aus, dass die Wirbelsäule im Liegen eine natürliche Krümmung nach vorne hat, das Knochenmark sieht altersentsprechend aus.

Die unteren beiden Lendenwirbel gleiten ein wenig übereinander, das ist sicher durch die OP 2012 verursacht, da damals das gelbe Band durchgeschnitten wird. In sämtlichen Lendenwirbelabschnitten besteht eine Bandscheibenvorwölbung, in den Abschnitten L3/4 und L4/5 kommt es linksseitig zu einer mittelgradigen Einengung der Nervenlöcher 2. bis 5. der 3. und 4. Nervenwurzel. Von dem im November 2015 entfernten Serom, ist ein Rezidiv entstanden. Ich denke leider nicht daran, den Röntgenärzten zu sagen, dass wir bei der Operation die Seromhöhle mit Gewebekleber verklebt haben, ich denke, die jetzt kleiner gewordene sichtbare Fläche ist der Kleber. Zu gegebener Zeit werde ich diese Röntgenärzte noch einmal aufsuchen und sie darüber informieren. Mein behandelnder Orthopäde schickt mich, aufgrund des Berichtes noch einmal ins Wilmersdorfer Krankenhaus wo man mich 2012 an der Wirbelsäule operiert hat. Zum Glück kann ich mir online dort innerhalb von 3 Tagen einen Termin zur Voruntersuchung holen, der Aufnahmetag für den stationären Aufenthalt ist der 18.5.2016.

## Zahnimplantate

Ich entschließe mich bereits im Januar 2016, nach dem oben rechts zwei Backenzähne meckern, mir Implantate setzen zu lassen. Für mich ist es immer ein furchtbarer Gedanke losen Zahnersatz im Mund zu haben und nicht ordentlich essen zu können. Auch finde ich, von der Ästhetik her sieht ein zahnloser Mund immer ein bisschen asozial aus, es macht einen auch wesentlich älter. Ich besuche eine Kundin nach ihrer Entlassung aus dem Krankenhaus zu Hause, die Frau hat extrem große Zähne im Mund und schimpft meine Zähne passen nicht mehr.

Nach dem Besuch rufe ich die Kinder an und teile ihnen mit, dass das mit Sicherheit nicht die Zähne ihrer Mutter sind. Offensichtlich hat man sie im Krankenhaus vertauscht. Nach einem Anruf im

Krankenhaus wird mein Verdacht bestätigt. Der Gedanke fremde Zähne im Mund zu haben löst bei mir Brechreiz aus und bewirkt, mich für Implantate zu entscheiden. Der Operationstermin für die Implantate ist für den 13. Mai 2016 geplant.

Ich denke dann, bleibt noch das Wochenende um mich zu erholen bis ich am 18. Mai stationär ins Wilmersdorfer Krankenhaus gehe, währenddessen können die Implantate einheilen. Das ist eine meiner fatalsten Entscheidung, die ich je treffe. Bei dem Aufklärungsgespräch ist nie die Rede davon, dass wir einen Sinuslift machen, sondern nur das mein Kieferknochen für Implantate nicht ausreicht. Deshalb muss künstliche Knochenmasse mit dem Implantat eingebracht werden. Die Einheilzeit liegt zwischen 2 und 3 Monate, danach erfolgt die Versorgung mit den neuen Zähnen. Ich bekomme eine örtliche Betäubung in den Oberkiefer, nach dem alles schmerzfrei ist, beginnt die Operation. Das Zahnfleisch wird aufgeschnitten, dann wird viel gebohrt und geschliffen.

Mir wird Blut abgenommen, das mit den eigenen Knochensplittern und einer künstlichen Knochenmasse vermischt wird. Aber was jetzt kommt, versetzt mich in Angst und Schrecken. Der Arzt setzt einen Meißel an den Kiefer, eine OP-Schwester, die an der linken Seite sitzt, schlägt frontal mehrmals mit dem Hammer auf den Meißel, sie spaltet meinen Oberkiefer. Die Hammerschläge dröhnen über die gesamte Wirbelsäule bis zum Po, verursachen bei mir Schwindel und Übelkeit, jetzt wehre ich mich, wackle mit den Händen, sie unterbrechen die Arbeit. Sie haben mir unter Strafandrohung verboten, irgendetwas mit den Händen zu berühren.

Ich versuche, ihnen zu erklären, dass diese Hammerschläge unmöglich sind, wegen meiner MS. Ihnen dass zu verkünden gestaltet sich schwierig, da mein rechter Mundwinkel wie bei einem Schlaganfall mich nicht die Worte formen lässt, die ich sagen will. Die Sprache ist völlig verwaschen, ich klinge wie ein Roboter, bei dem der Akku leer ist. Trotzt der unangenehmen Lebenssituation, muss ich innerlich nach der Operation darüber lachen. Ich hebe die Hand, schiebe sie bedrohlich in Richtung Instrumententisch. Sofort unterbrechen sie die Operation, sehen mich aus weit aufgerissenen Augen an.

Der Chirurg stammelt, fassen sie bloss nichts an.

Ich hatte nicht vor etwas anzufassen, aber es ist die einzige Möglichkeit, mir sofort Gehör zu verschaffen, nach dem sie beide zusammenzucken. Danach haben sie andere Instrumente benutzt, inzwischen verspüre ich Schmerzen, er muss Betäubungsmittel nachspritzen. Dann vernäht der Arzt ewig lange meinen Kiefer, was mir auf das Äußerste unangenehm ist, ich verspüre immer noch unterschwellig an einer Stelle Schmerzen. Er redet ununterbrochen bei der Behandlung, ich denke, der muss sich selber Mut zusprechen, damit es gelingt.

Für mich ist es die furchtbarste Operation, die ich je erlebt habe.

Ich werde nie mehr anderen Leuten empfehlen, sich Implantate setzen zu lassen, sofern ein Sinuslift gemacht wird. Als ich aufstehe, muss ich erst zur Toilette und schaue beim Händewaschen in den Spiegel. Ein völlig entstelltes Gesicht mit hängender Unterlippe, die aber über alle Maße hinausgeht, als das, was man bei einem normalen Zahnarztbesuch kennt. Ich drehe mich um, weil ich denke, da schaut noch jemand anderes mit in den Spiegel, aber nein, das bin ich. In diesem Augenblick, merke ich, dass es mir körperlich gar nicht gut geht, ich will nur noch nach Hause und diesen schrecklichen Tag vergessen.

Der Arzt ruft mich zum Röntgen, um zu sehen, wie alles verlaufen ist, er muss mich nur einmal ansehen, ich kann mich kaum auf den Beinen halten, ich möcht nach Hause.

Am 18. Mai begebe ich mich ins Krankenhaus wegen der Laufschwierigkeiten und den Rückenschmerzen, dort angekommen starrt man mich an. Ich wäre zu diesem Zeitpunkt auch als Obdachlose durchgegangen. Ich sehe aus, als hätte ich unter einer Brücke genächtigt, zuvor bin ich in eine Prügelei geraten, bei der man mir ordentlich gegen den Kopf geschlagen hat. Zur Abklärung meiner mitgebrachten MRT Aufnahmen soll an dem Tag eine Myelographie gemacht werden.

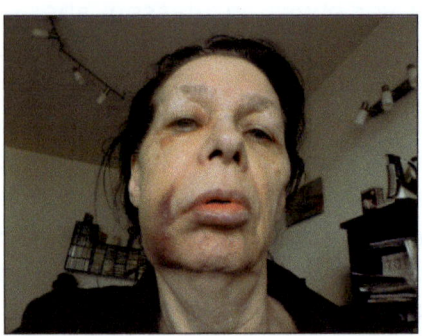

Ich muss bereits um 7:00 Uhr zur Blutabnahme im Krankenhaus sein, im Anschluss erwarte ich die Untersuchung. An dem Tag frühstücke ich um 4:30 Uhr, weil ich laut Aufklärungsbogen zwei Stunden vorher nichts essen darf. Inzwischen ist es 12:00 Uhr mittags, ich frage, unseren Stationsarzt wann meine Behandlung stattfindet, ich bekomme langsam Hunger, er sagt, das dauert noch. Ich komme in einem vier Bett-Zimmer unter, darin liegen zwei Patientinnen, von denen eine kurz danach entlassen wird.

Die andere Frau ist an einem Gehirntumor operiert worden und soll auch am nächsten Tag entlassen werden. Beide sind momentan nicht im Zimmer, das Personal schiebt ein Krankenbett mit einer alten Frau herein. Sie hat offenbar bereits einen Eingriff hinter sich, da über ihrem Bett an einem Galgen ein Tropf hängt, sie scheint zu schlafen. Es ist ein schöner warmer Frühlingstag, ich setze mich auf einen Stuhl ans Fenster, lehne die Unterarme auf das Fensterbrett, ich schaue in den Garten. Um die Langeweile zu vertreiben, höre ich Musik über Kopfhörer von meinem MP3 Player und genieße, die warme Sonne, die ins Fenster fällt. Da meckert sie mich an, die Musik geht nicht, das ist zu laut, sie braucht absolute Ruhe. Ich glaube, meinen Ohren nicht zu trauen, die Musik die ich über Kopfhörer, die in meinen Ohren stecken höre, ist ihr zu laut. Es handelt sich hier offensichtlich um eine Frau, die nichts und niemand in ihrer Nähe dulden wird, die sich auch nur ein Deut anders benehmen als sie es zulässt. Ich sage zu ihr, wenn sie absolute Ruhe brauchen, kann ich Ihnen einen Aufenthalt im Kloster empfehlen, ich drehe mich um, setze mich zurück ans Fenster und höre Musik. Dann kommen die anderen Mitpatienten wieder, sofort empfängt die ältere Dame sie mit den Worten: »Heute Nacht muss aber das Fenster offenbleiben, sonst bekommt sie keine Luft«. Damit ist die Patientin, die dicht am Fenster liegt und eben den Raum betritt, nicht einverstanden.

Jetzt fängt das Getotter der Frau wieder an. Ich denke mit Schre-cken, wie es wohl die Nacht über weitergeht mit dieser ätzenden Frau, darauf habe ich keine Lust. Ich stelle mich vor Ihr Bett, sage zu ihr: »Wenn ich eins nicht mag, dann sind es bösartige alte Weiber. Ich werde mich jetzt davon erlösen«. Drehe mich um, verlasse das Zimmer. Ich buche bei der Stationsschwester ein Einbettzimmer, dessen stattlicher Tagespreis 106,- Euro ist, das ist es mir Wert, ich bin noch gewaltig von der Zahnoperation angeschlagen.

Ich hole meine Sachen aus dem Zimmer und verabschiede mich von den anderen Patienten. Kommt in dem Moment eine weitere Patientin in den Raum, bei ihrem Anblick erschrecke ich, die etwa 35-40 jährige Frau bewegt ihre Beine so, wie ich es nur aus dem Fernsehen kenne. Ich versuche zu verdeutlichen, wie ich es emp-finde, Kühe die unter einer schweren Krankheit leiden, wo die Beine nicht mehr gehorchen, die Stürzen mit den Beinen wild hin und her schlagen, so läuft sie. Auf irgendeine Art ist mir das Laufen bekannt, nur hier ist es noch schrecklicher. Ich komme nicht umhin sie direkt zu fragen. Warum laufen sie denn so suboptimal, sie schaut mich an, sie antwortet, Rücken und zeigt mit dem Finger auf den Selbi-gen. Ohne es zu wollen, kommt aus meinem Mund »ich auch« und zeige auf meinen Rücken. Bei Ihr soll ein MRT gemacht werden, zur

Abklärung ihrer Beschwerden. Ich sage zu Ihr: »Ich ziehe gerade um, wegen der Frau dort in der Ecke, sie ist mir zu bösartig«. Ich möchte gerne mit Ihr in Verbindung bleiben zwecks Dialog wegen unserer Krankheiten. Mich interessiert, was bei der Untersuchung rauskommt, ich gebe ihr meine Visitenkarte, sie soll mich anrufen, wenn sie Bescheid weiß. In dem Einzelzimmer angekommen kann ich erst einmal aufatmen, nach dem ich die persönlichen Sachen auspacke, warte ich geduldig auf meine Untersuchung. Da ich morgens um 4:30 Uhr frühstückte, habe ich jetzt echt Hunger.

Ich übe mich in Geduld bis zum frühen Nachmittag. An meinem Zimmer fährt immer wieder der Wagen mit Essen vorbei. Mittags riecht es lecker nach Gebratenem, nachmittags nach Kaffee, schade mein Magen muss leer bleiben.

Leicht angenervt, laufe ich gegen 15:00 Uhr zum Stationsarzt, frage nach der Untersuchung. Er sagt, viel Hoffnung habe er nicht, er hat da auch keinen Einfluss. Ich bemerke, dass die Untersuchung gefährdet ist, von der für mich so viel abhängt.

Ich will wissen, ob wir den gleichen Zustand herstellen können wie im Jahre 2012, als ich nach der Myelographie überraschend wieder laufen kann. Die Gedanken schießen im Sekundentakt durch meinen Kopf, ich frage ihn, wie heißt denn der Chefarzt in der Röntgenabteilung, er nennt mir den Namen. Gut dann fahre ich einmal runter in die Abteilung und erkundige mich persönlich, woran es denn liegt, dass es nicht weiter geht. Der Stationsarzt hat nichts dagegen, ich fahre mit dem Fahrstuhl in die Röntgenabteilung, auf einem Schild steht der Name des Arztes, den ich suche, ich klopfe an und betrete das Zimmer. Vor einem Computer sitzt eine Dame, wie ich später erfahre, ist sie die Sekretärin des Chefarztes. Ich teile Ihr mit, dass ich heute Morgen zur Myelographie angemeldet war, diese Untersuchung immer noch ansteht. Sie schaut mit mir in den Computer: »Sehen sie, Ihr Arzt hat sie erst für Morgen eingetragen«. Ich glaube, meinen Augen nicht zu trauen, tatsächlich steht da, das Datum von Morgen groß und deutlich vor mir. Ich bedanke mich, fahre wieder auf meine Station, dort angekommen knöpfe ich mir den Arzt vor. Ich werfe ihm die Anschuldigung an den Kopf, mich erst zu Morgen angemeldet zu haben. Der Arzt hat sich darüber geärgert, dass er auf der Stelle sein Handy aus der Kitteltasche nimmt, in der Röntgenabteilung anruft, vor meinen Augen und Ohren die Sekretärin am Mobiltelefon faltet. Total erregt sagt er: »Neben mir steht die Patientin, sie fühlt sich schon recht veräppelt. Ich möchte, dass sie hier und jetzt zugeben, dass sie das Datum auf Morgen verändert haben, weil es Ihnen besser in den Kram passt«. Zu bemerken ist, dass dieser extrem attraktive Arzt über einen österreichischen Akzent verfügt, der ihn noch charmanter wirken lässt, auch wenn er meckert. Aber dann kommt der entscheidende Satz: »Wenn sie nicht wollen, dass die Patientin uns zu Recht verlässt, dann Gebens sich a bisserl Mühe, den Termin heute noch stattfinden zu lassen«.

»Wir erwarten ihren positiven Rückruf«, er legt auf. Zu mir sagt er: »Sehen Sie, man darf sich nicht alles gefallen lassen, bleiben sie bitte in Ihrem Zimmer ich verständige Sie, sofern die Untersuchung stattfindet«. Gegen 15:30 Uhr werde ich mit meinem Bett zu dieser Untersuchung geholt. In dem Untersuchungsraum ist ein Arzt, der die Myelographie durchführt und eine Ärztin, die ihm assistiert. Ich werde in den Raum geschoben, man empfängt mich mit den Worten, das es nicht üblich sei, so spät noch solche Untersuchungen zu machen.

»Ich bedanke mich ehrlich und aufrichtig bei ihnen, dass Sie nach einem anstrengenden Tag, diese für mich, so wichtige Untersuchung noch machen«. Damit ist das Eis gebrochen. Da ich über jede Phase der Untersuchung Bescheid weiß, benötige ich keine Anweisung. Ich lege mich gleich seitlich in die richtige Untersuchungsposition auf den großen Untersuchungstisch. Der Arzt desinfiziert meinen Rücken rund um die Einstichstelle, er spritzt mir eine örtliche Betäubung, dann markiert er mit dem Daumennagel die Stelle, in die er mit der Nadel einstechen muss. Bei ihm ist es, gut zu merken, wie er die Nadel bis zur Haut des Nervenkanals durch schiebt, wenn er den Widerstand bemerkt, gibt er der Nadel einen Ruck, um in den Nervenkanal einzustechen. Er hat zwar getroffen, aber es kommt kein Liquor, er muss die Nadel noch einige Male hin und her rücken bis die Flüssigkeit herausfließt.

Das Kontrastmittel wird eingespritzt und ein Moment gewartet, bis das Mittel sich verteilt hat. Ich muss mich auf den Bauch legen und der Tisch wird in verschiedene Positionen gebracht, um per CT viele Aufnahmen von meiner Wirbelsäule zu machen. Zum Beispiel muss ich einmal mit den Füßen nach unten rutschen, bis die Füße eine Bodenplatte erreichen.

Dann halte ich mich an zwei Haltegriffen fest und der Tisch hebt mich in eine aufrechte Position, in der gesamten Zeit werden CT-Aufnahmen gemacht, dabei sieht man die Wirbelsäule unter Bewegung. Binnen 30 Minuten ist der Spuk vorbei, ich werde wieder in meinem Bett auf die Station gebracht.

Ich habe tierischen Hunger, mein Magen gibt inzwischen laut knurrende Geräusche von sich. Ich frage die diensthabende Schwester, ob ich etwas zu essen bekommen kann, sie meint jetzt haben wir ein Problem. Es wird nur, eine abgezählte Anzahl Essen angeliefert, ich stehe nicht auf dem Plan, sie weiß aber in der Küche steht noch ein verpacktes Essen, das macht sie mir warm.

Nach dieser Untersuchung muss man vier Stunden lang auf dem Rücken liegen damit das Loch, das in den Nervenkanal mit der Spritze gestochen wird, sich wieder verschließt und das Nervenwasser nicht ausläuft.

In der Zwischenzeit besucht mich meine Freundin Erika, die auch gespannt ist, ob ich ein weiteres Mal laufen kann, wie 2012 nach dieser Untersuchung. Ich darf aufstehen, vorsichtig taste ich den Boden mit den Füßen ab, ja ich kann wieder laufen mit festen Schritten, aber leider hält der Zustand nur circa eine Stunde an. Am nächsten Morgen bekomme ich mein Frühstück, aufgrund meiner

Zahnimplantate kann ich nur ein Weißbrot mit Butter und Marmelade mit Messer und Gabel zu mir nehmen. Ich verweile nur einen Tag zu dieser Untersuchung im Krankenhaus, der Arzt sagt, in dem Zustand, in dem sie jetzt sind, kann man keine weitere Behandlung einleiten.

Zu Hause angekommen bemerke ich, dass mir der Mund weh tut. Wenn ich morgens aufwache, habe ich einen zähen bräunlich verfärbten Schleim, der mit Blutbestandteilen versehen ist im Mund. Der Geschmack und Geruch ist wie Kloake moderig und verfault. Immerzu habe ich weiße und gräuliche Krümel im Mund, die ich sammle und in einer kleinen Dose aufbewahre.

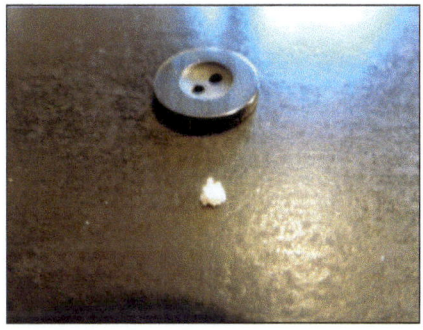

Ein großes Stück Knochen eitert aus dem Kiefer heraus. An dem Knochenstück ist deutlich das Gewinde von dem Zahnimplantat zu sehen.

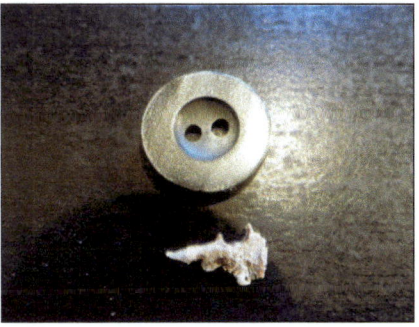

Am nächsten Morgen rufe ich in der kieferchirurgischen Praxis an und frage nach einen Termin zum Fäden ziehen. Man sagt mir am Mittwoch, den 25. Mai, der Herr Doktor sei zu einer Fortbildung, es ist aber ein Vertretungsarzt da. Als ich am Morgen zur Praxis fahren will, bekomme ich einen Anruf, der Fahrstuhl ist defekt. Die Räumlichkeiten sind im vierten Stock, da ist es für mich unmöglich, diese über die Treppe zu erreichen. Sie sagen mir: »Begeben sie sich zu ihrem Zahnarzt und lassen sich dort die Fäden ziehen«, was ich dann mache.

Meine Wange ist inzwischen dick geschwollen und schmerzt höllisch. Ich gucke mir mit einem Zahnarztspiegel in den Mund und sehe, dass sich das Zahnfleisch an einer Stelle aufgetan hat, die jetzt blutig verfärbt ist.

Es kommt in großen Tropfen Eiter aus meinem Kiefer, der verfault schmeckt, zu allem Überfluss auch so riecht. Ich hole mir erneut einen Termin in der Praxis. Der Chirurg schaut in meinen Mund. »Oh je, das hat sich entzündet, sie müssen jetzt mit Wasserstoff Peroxid spülen«. Ich frage ihn, ob ich mein Antibiotikum wieder nehmen soll, dass ich bereits in der ersten Woche zur Prophylaxe nehme. Er antwortet: »Ach Sie mit ihrem Kinderantibiotika, das hilft sowieso nicht«. Ich verlasse die Praxis. Ich spüle wie empfohlen sechs Mal sechs Minuten täglich mit dem Wasserstoff, dadurch fließt viel Eiter aus dem Kiefer, zwischendrin fällt immer wieder die eingebrachte Knochenmasse aus meinen Kiefer.

Als ich merke, dass die Wange nicht dünner wird, entschließe ich mich, das Antibiotikum zu nehmen.

Am Samstag, den 4. Juni, fahre ich in eine Zahnklinik. Während ich dort den Mund öffne, schlägt uns ein modriger Geruch entgegen, der Arzt staunt: »Oh ha, alle dort tätigen Studenten kommen, um sich das anzusehen. Das muss aufgeschnitten werden, eventuell müssen auch die Implantate raus. Er drückt mit einem Tupfer auf meinen Kiefer, schon spritzt der Eiter mit seinem übel riechenden Duft heraus.

Plötzlich sagt er: »Gehen sie in unsere Universitätsklinik da haben wir eine kieferchirurgische Abteilung, ich schreibe ihnen eine Überweisung, dort werden sie aller Voraussicht nach stationär aufgenommen«.

Ich fahre mit der Überweisung in die Universitätsklinik, es ist zwar nicht viel los in der Ersten Hilfe, aber es dauert wie immer in dieser Klinik stundenlang. Erst muss ich zum Röntgen, anschließend in ein Untersuchungszimmer, in dem eine Ärztin mich bereits erwartet. Nach dem ich ihr kurz erörtere, dass seit drei Wochen immer wieder unter Schmerzen Eiter aus dem Kiefer läuft, schaut sie in meinen Mund.

Nach der Sichtkontrolle setzt sie sich wieder an den Computer.

Sie erklärt mir: »Um den Eiter aus der Kiefernhöhle zu entfernen, nehmen wir sie stationär auf und führen unter Vollnarkose eine Nasenfensterung durch«.

Ich erschrecke, vor der Untersuchung gab ich der Ärztin den letzten Befund aus dem Wilmersdorfer Krankenhaus, in dem eine genaue Anamnese steht, aus der hervorgeht, dass ich keine Vollnarkose vertrage. Auf meinen Einwand wegen der Vollnarkose ist sie jetzt richtig gereizt und Meint: »Wenn Sie sich nicht helfen lassen wollen, anders funktioniert es eben nicht«. Ich erwidere: »In ihrer Zahnklinik in Wilmersdorf wollte man doch den Kiefer aufschneiden, da sprach niemand von einer Vollnarkose«.

Genervt springt sie auf, holt ein Operationsbesteck das aus drei Schneidewerkzeugen und einer ungewöhnlich großen Spritze besteht, legt alles auf den Tisch, der am Zahnarztstuhl befestigt ist. Ich sage ihr: »Bevor wir Anfangen, muss ich noch wissen, welches Betäubungsmittel in der Spritze ist, da ich keine Zusätze vertrage«.

Jetzt rollt sie mit den Augen und sagt: »Da sind Zusatzstoffe drin. Aber ich merke sie wollen sich nicht helfen lassen«. Sie holt eine Sprayflasche, sprüht mir ein Betäubungsmittel in den Hals, mit dem Hinweis das es höllisch weh tut, wenn sie jetzt in meinen Kiefer schneidet. Sie erklärt: »Zuerst lege ich ihnen einen Zugang für das

Kontrastmittel, womit wir anschließend ein CT machen, um zu sehen, ob wir nicht doch die Nase fenstern müssen«.

Na, so ein Quatsch, ich lass mir doch nicht doll weh tun, um anschließend unter Vollnarkose eine Operation durchführen zu lassen, aus der ich unter Umständen wegen meiner kranken Lunge nicht mehr erwache. Ich will gerne noch zehn bis zwanzig Jahre leben, um meinen Enkel, der bald geboren wird aufwachsen zu sehen. Sie nimmt mir die Worte aus dem Mund:

»Sie gehen jetzt am besten nach Hause und unterschreiben mir, dass sie auf eigenen Wunsch das Krankenhaus verlassen«.

Ja genau vor solchen Ärzten habe ich Angst, die ihr Routineprogramm ablaufen lassen, nicht auf den Patienten eingehen, wo in dem Operationsbericht steht, die Patientin ist leider nicht mehr aus der Narkose erwacht. Ich verlasse das Krankenhaus, das eingesprühte Betäubungsmittel habe ich umsonst im Mund. Am Montag, den 6. Juni fahre ich zu dem Kieferchirurgen, der mir die Implantate eingesetzt hat. Er schaut sich die Sache an und sagt sie müssen weiter ein Antibiotikum einnehmen, nimmt einen spritzenartigen Gegenstand, in der sich eine Flüssigkeit befindet, spült damit die Wunden in meinem Mund. Ich soll am Mittwoch zum Spülen wiederkommen. Auf meine Frage, ob wir die Implantate retten können, antwortet er, das wisse er nicht. Am Dienstagmorgen sehe ich, als ich die Zähne putze, dass an der Stelle, wo das erste Implantat in meinem Kiefer sitzt, ein Stück Metall vorblitzt. Nach einer halben Stunde habe ich das Implantat in der Hand, es ist einfach herausgefallen. Ein paar Stunden später fällt das zweite Implantat heraus. Das Zahnfleisch hat sich einfach aufgetan und die Implantate ausgespuckt, jetzt ist nur noch eins im Kiefer. Es schmerzt höllisch, wenn das Zahnfleisch sich öffnet und blutige stinkende Löcher hinterlässt. Eine normale Nahrungsaufnahme ist infolgedessen nicht machbar. Zum Frühstück gibt es jeden Morgen im Kaffee eingebrocktes Toastbrot und mittags Kartoffelbrei mit püriertem Gemüse. Highlight ist eine Buchstaben-Nudelsuppe, da suche ich mir immer alle @-Zeichen heraus, die neuerdings in der Tütensuppe sind. Bis Mittwoch tropft der Eiter in dicken Blasen aus dem Kieferlöchern, ich nehme mein Ciprobay-Antibiotikum, spüle mit Wasserstoffperoxid und Meridol. Am Mittwoch staunt der Chirurg nicht schlecht, als ich ihm ein Implantat im Beutelchen überreiche.

Jetzt will ich von ihm wissen, wie es weiter geht, ob das andere Implantat auch raus muss wegen der Entzündung. Ein bisschen beschleicht mich auch der Gedanke, dass es sich um eine allergische Reaktion auf das Implantat handeln kann. Jetzt soll ich alle paar Tage zu ihm in die Praxis zum Spülen kommen. Heute signalisiere ich ihm, dass ich nicht bereit bin die herausgefallenen Implantate zu bezahlen. Ich frage ihn, ob er die Kiefernhöhle durchbohrt hat, da es auf den Röntgenaufnahmen so aussieht: Er bestätigt mir den Verdacht. Ich werde für Freitag und nächste Woche Mittwoch zum Spülen wieder einbestellt. Am Freitag macht ein Vertretungsarzt die Spülung an meinem offenen Kiefer. Da man in dieser Praxis, offenbar aus Kostengründen, kein Papierlätzchen umgehangen kriegt, tropft Spülflüssigkeit aus meinem Mund und läuft den Hals runter in Richtung T-Shirt. Ein reiner Reflex tritt ein, ich hebe die Hand, will sie dem Tropfen entgegenstellen, stoße dabei an die Hand des Arztes und er pikt unweigerlich mit der Kanüle in meinen Kiefer. Noch nie, saß ich bisher, während einer Zahnbehandlung, ohne Schutz, für meine Kleidung da. Es gibt auch keinen Becher zum Mund ausspülen und auch keine Serviette, um sich den Mund abzuwischen, hier wo die Patienten größtenteils Selbstzahler sind, spart man diese Kosten ein. Allein diese Tatsache zeigt mir die Ignoranz des Arztes gegenüber seinen Patienten. Dann kommt mein Arzt doch noch, schaut in meinen Mund. Er eröffnet mir: » Das Zahnfleisch wird womöglich nicht mehr zusammen wachsen, wir sehen uns nächste Woche zum Spülen«.

In der nächsten Woche empfängt mich das Personal wie immer freundlich, aber ich muss trotz Termin noch anderthalb Stunden abwarten. Mir fällt auf, treffen sich unsere Augen, wenn er durch das

Wartezimmer läuft, senkt er den Blick nach unten, er wirkt nervös. Ich habe das Gefühl, er schiebt unsere Begegnung vor sich her.

Dann werde ich aufgerufen, er spült wieder die Wunde und sagt: »Ich soll mein Antibiotikum weiter nehmen, wir machen jetzt noch eine Röntgenaufnahme«.

Nach der Aufnahme bespricht er mit mir den Befund, meine rechte Kieferhöhle sei durch den Eiter zu. Ich muss doch eine Nasenfensterung unter Vollnarkose über mich ergehen lassen, damit der Eiter abfließt. Es liegt jetzt bei mir, wie ich mich entscheide und in welches Krankenhaus ich gehe. Ich kann mich ja dann wieder bei ihm melden. Na, dieser Kieferchirurg, ist ja wahrhaftig die Spitze des Eisbergs, ich bekomme nach seinem kieferchirurgischen Eingriff, eine Eiterung, die mir, die vor drei Wochen eingesetzten Implantate aus dem Kiefer spuckt. Abgesehen von den Kieferschmerzen, die bis heute noch bestehen, schiebt er mir den Schwarzen Peter zu. So nach dem Motto, na sehen sie mal zu, wie sie da wieder rauskommen. Zu Hause angekommen überlege ich mir meinen Zustand, der Eiter muss schnellstens aus meinen Kiefer, die Schmerzen auch, was soll ich machen. Ich rufe zuerst bei meinen Hals-Nasen-Ohren-Arzt an, und frage, ob er mir die Nase fenstern kann. Er erschrickt und sagt: »Das ist eine richtige Operation, die kann man nur im Krankenhaus unter Vollnarkose machen«. Dieser ständige Eiter in meinem Kiefer muss dringend raus. Da ich über die Art der Anästhesie nicht sicher bin, rufe ich den Narkosearzt an, der bei mir bereits zwei Mal eine spinale Narkose gemacht hat. Ich frage ihn, ob man die Nasenfensterung unter örtlicher Betäubung machen kann. Er erklärt mir, dass es nicht möglich ist, die Nase geht nicht örtlich zu Betäuben, diese Operation ist wegen der zu großen Schmerzen, nur unter einer Vollnarkose durchführbar. Nun bin ich mir sicher, dass die Operation wegen der örtlichen Betäubung nur über den Kiefer gemacht werden kann, alles andere ist ein zu großes Risiko, wegen meiner Lunge.

Ich beschließe mit meinem Sohn als Zeugen, am Freitag, den

24.6.2016 noch einmal in die kieferchirurgische Praxis zu fahren, wo man die Implantate eingesetzt hat. Ich bitte den Kieferchirurgen um eine letzte gütliche Unterredung hinsichtlich meiner Problematik. Nachdem man mir sagt, dass der Arzt an diesem Tag eigentlich nicht da sei, betritt er sichtlich nervös das Behandlungszimmer, auch die Anwesenheit meines Sohnes scheint ihm nicht zu behagen. Ich sage ihm unverblümt, das sei unsere letzte Unterredung, mir müsse schnellstens geholfen werden. Inzwischen hat sich der Eiter auch auf die Stirnhöhle ausgebreitet und verursacht mir Kopfschmerzen. Ich konfrontiere ihn, nochmals mit seiner letzten Aussage, bei der er mich einfach stehen lässt: »Sie müssen ja selbst wissen, ob sie sich die Nase fenstern lassen oder nicht«. Nervös holt er ein Kiefermodell, will uns an Hand des Modells erläutern, wie man in dem Fall operativ vorgehen kann. Bevor er etwas erklärt, fragt er meinen Sohn, was er von Beruf sei, mein Sohn antwortet: »Warum wollen Sie das Wissen, es tut doch hier nichts zur Sache«. Ich habe verstanden, weshalb ihm das so wichtig ist. Er hat offenbar vermutet, dass mein Sohn ein Arzt oder Anwalt ist. Erst als mein Sohn ihm antwortet, er komme aus der Versicherungsbranche, ist er sichtlich etwas entspannter. Er inspiziert den Mundraum, er lässt meinen Sohn daran teilhaben, erklärt ihm, wie gesunde und entzündete Schleimhaut aussieht. In dem Zuge, frage ich ihn gleich, warum an meinem eigenen Zahn, der unmittelbar an dem vorher vorhandenen Implantat angrenzt, seitdem eine entzündlich offene Stelle ist, die nicht abheilt.

Darauf sagt er, das sei Narbengewebe, das durch seine Naht entstanden ist. Dann erklärt er meinem Sohn die Operationsmöglichkeiten der Nasenfensterung unter Vollnarkose oder der Eröffnung der Kieferhöhle vom Mundraum in örtlicher Betäubung.

Auf meinen Einwand, dass eine Vollnarkose für mich, mit einer erheblichen gesundheitlichen Gefährdung verbunden ist, meint er plötzlich, die Nasenfensterung geht auch in örtlicher Betäubung. »Na, dann sagen sie mir den Namen des Arztes ich werde mich geradewegs dort hinbegeben um die Eiterung loszuwerden«.

Er kann mir keinen Arzt benennen, ich sage zu ihm: »Sie haben bereits vor Wochen versäumt, das infizierte Implantat zu entfernen, um über die Kiefernöffnung die infizierte Höhle zu reinigen«. Ich fordere ihn auf, mir das letzte verbliebene Implantat zu entfernen, um der Eiterung Herr zu werden. Daraufhin lenkt er ein, das müsse man in einer Klinik machen, das könne er nicht in seiner Praxis durchführen. Das verstehe ich nicht, er ist Chirurg für Zahn-, Mund-, Kiefer- und Gesichtschirurgie. Für mich als Patient bedeutet das, dass er nicht der Experte für solche Operationen ist, und deshalb muss er mich jetzt an entsprechende Experten überweisen.

Inzwischen weiß ich, dass die Arztbezeichnungen oft Augenwischerei sind, nicht jeder Halbgott in Weiß verfügt durch sein fachliches Wissen und seiner menschlichen Eignung, über ausreichende Kenntnisse, seinen Beruf in voller Bandbreite ausüben zu können. Viele Ärzte stümpern vor sich hin, es fällt dem Patienten, durch Unkenntnis der Richtigkeit, nicht auf. Mein Auge hat sich inzwischen geschärft, ich erkenne schnell, einen erfahrenen Mediziner, oder einen der sich nur vorteilhaft verkauft in seinem weißen Kittel. Zurück zu dem Kieferchirurgen. Ich sage zu ihm, dass nicht ich als Patientin sehen müsse, wie ich mit dieser Situation fertig werde.

Jetzt schlägt er vor, mich sofort in einer Klinik anzumelden, wo man mir helfen kann. Obwohl es Freitagnachmittag um 15:00 Uhr ist, kommt Bewegung in die Sache, er verlässt zum Telefonieren das Behandlungszimmer.

Er kommt mit der Nachricht zurück, ich kann am Mittwoch, den 29. Juni zu einem Professor für Kieferchirurgie in eine Universitätsklinik gehen. Ich denke, dass die Anwesenheit meines Sohnes, erheblich an dem Ausgang der Unterredung beteiligt ist. Ich meine auch, dass die Körpergröße meines Sohnes(1,97 Meter) ihn beeinflusst hat, er schaut ständig zu ihm empor.

# Universitätsklinik Kieferchirurgie

Dieser Professor hat alles an Arroganz übertroffen, was ich bisher erlebte. Ich stelle mich vor und sogleich fängt er an, mir zu erklären, dass wir die Operation in Vollnarkose machen. Ich sage, das kann ich wegen der porösen Lunge nicht. Er schreit mich an, ich soll ihm nicht erklären, wie er die Operation zu machen hat. Ich habe meine Freundin Erika wohlweislich als Zeugin mitgenommen, weil ich bereits vermute, auf Widerstand zu stoßen. Es hilft nichts, egal was ich ihm sage, er schreit: »Verlassen sie den Raum und setzen sie sich draußen vor die Tür«. Mir bleibt nichts anderes übrig, als den Raum zu verlassen. Wie ich später noch erfahre, verhält er sich auch seinen Untergebenen gegenüber in gleicher Weise, also ohne jegliche menschliche Eignung. Mein erster Gedanke ist, ich gehe jetzt nach Hause, aber Erika redet mir ins Gewissen, wie wichtig es ist, den Eiter loszuwerden. Sie muss zur Arbeit, ich bleibe allein im Flur vor der Tür sitzen. Nach einer Stunde kommt der Professor heraus, ich sehe, wie er die Augenbraue anhebt, er fragt erstaunt: »Was, sie sitzen hier immer noch«, was ich bejahe.

Das muss ihm irgendwie imponiert haben, wie auch immer, meint er jetzt, er gebe mich an einen anderen Arzt weiter. Mir fällt ein Stein vom Herzen, diesen cholerischen Professor los zu sein.

Der junge Arzt ist nett und erklärt mir, sie müssen erst einmal zum Anästhesisten, der muss entscheiden wie wir die Operation machen. Es wird aber auf jeden Fall auch bei einer örtlichen Betäubung ein Anästhesie-Team im Standby im Hintergrund sein für den Notfall. Zu dem Termin am 01.07.2016 bei dem Anästhesisten, muss ich morgens um 9:00 Uhr erst in einem Haus meine Akte holen. Diese in ein anderes Haus bringen, um dann um 15:00 Uhr den Termin beim Anästhesisten wahrzunehmen. Das finde ich mega frech, dass Patienten als Aktenträger benutzt werden, früher hatten sie für solche Fälle im Hause eine Rohrpost. Bei dem Termin um 15:00 Uhr muss ich, meine Unterlagen bei dem Anästhesisten abgeben, um 19:30 Uhr werde ich als letzte Patientin aufgerufen und nach ein paar Fragen zu meinen Krankheiten wieder auf den Flur geschickt. In der Zwischenzeit bekomme ich ein Gespräch mit. Hier eine kleine Kostprobe: Zwei Anästhesisten, ein Arzt und eine Ärztin, unterhalten sich. Sagt der Arzt zur Ärztin: Du, gestern hatte ich eine Patientin acht Stunden in Narkose, weil der Operationssaal nicht frei wurde. Die Ärztin antwortete erschrocken: »Was bist du verrückt, wenn die dir abschmiert«. »Ach«, »erzählt der Arzt salopp, ich hatte keine Lust sie wieder aufzuwecken«. Es schüttelt mich, bei dem Gedanken, bei diesem Arzt in Vollnarkose unterm Messer zu liegen und wenn das schief geht, kräht kein Hahn mehr danach. Auf dem Totenschein steht dann: Narkosezwischenfall, Patientin konnte leider nicht wiederbelebt werden, na vielen Dank auch Herr Doktor. Es ist erschreckend mit welchem Nichtwissen, welcher Arroganz viele Ärzte ausgestattet sind und so ihren Patienten gegenübertreten. Endlich um 20:00 Uhr öffnet sich die Tür, der Arzt kommt heraus, ich gebe kein grünes Licht für eine Vollnarkose. Mir fällt ein Stein vom Herzen. Warum muss ich so kämpfen, nicht mein Leben bei einer Operation zu riskieren.

Weshalb glaubt man mir nicht, ich bringe immer alle Unterlagen mit, aus denen hervorgeht, dass ich keine Vollnarkose vertrage. Ich werde mich zum Teufel nicht freiwillig, bei klarem Verstand auf einen Operationstisch legen, wenn ich bei einer Vollnarkose in der Zwischenzeit süß und selig schlafen kann, diese Wahl habe ich leider nicht. Am 6. Juli muss ich zur Operationsbesprechung zu dem Arzt, den der Professor mir zugewiesen hat. Ausführlich erklärt er mir, dass die Operation am 20. Juli über den Kiefer unter örtlicher Betäubung gemacht wird, er persönlich die Operation durchführt. Vorsichtshalber wird ein Anästhesie-Team im Standby, für den Notfall bereitstehen, um eine Vollnarkose einzuleiten und mich intensivmedizinisch zu Behandeln. Ich muss bereits einen Tag früher ins Krankenhaus für die Voruntersuchungen wie Blut abnehmen usw. Die erste Visite findet am Vormittag statt, voran betritt dieser cholerische Professor, der mich angeschrien hat, den Raum. Eine Angestellte erläutert bei jedem Patienten die Krankengeschichte und das weitere Vorgehen, die Visite besteht aus etwa 10 Ärzten. Der Professor grinst mich überheblich an, er meint, beim Verlassen des Raumes: »Wir machen Ihre Operation wie besprochen«. Ich erschrecke. Der nette Arzt, der mich aufgeklärt hat, bleibt mit dem Rücken an die Wand gelehnt im Raum, er raunt mir zu: »Keine Angst, wir machen es wie besprochen«, dann folgt er schnell den anderen. Dies zeigt wieder deutlich, welche Position so ein cholerischer Professor hat. Niemand wagt sich, etwas dagegen zu sagen oder auch nur den Hauch einer Andeutung zu machen eine andere Meinung zu vertreten. Dreimal täglich wird solch eine große Visite gemacht, ich finde das ein bisschen übertrieben, aber vielleicht liegt es daran, dass es sich um eine Universitätsklinik handelt. Am nächsten Morgen findet die Operation um 8:00 Uhr statt.

Wie besprochen steht ein Anästhesie-Team bereit. Ein Chirurg betritt den Raum, aber leider nicht der, der die Operation machen soll. Ich frage ihn, ob er weiß, dass es in örtlicher Betäubung über den Kiefer gemacht wird. Nett und einfühlsam erklärt er mir, dass der Operationsplan umgestellt wurde, er über alles informiert ist und die restlichen Ärzte nur für den Notfall bereitstehen.

Ich sage ihm: »Es wird keinen Notfall geben, fangen sie an. Die Operation dauert etwa, eine halbe Stunde, alles verläuft glatt. Die Operationswunde wird an einer Stelle mit einer Einlage zur Kiefernhöhle offen gehalten, um diese täglich zu spülen. Während der Operation sagt mir der Chirurg, dass letzte noch verbliebene Implantat sei inzwischen fest eingewachsen, er möchte es mir nicht antun, den Kiefer noch ein weiteres Mal zu spalten, um dieses zu entfernen. Ob ich damit einverstanden bin, ich bejahe diese Frage und wir belassen das Implantat im Kiefer. Welche Wahl bleibt mir, ich bin jetzt nicht in der Verfassung mit dem Arzt darüber zu diskutieren.

Als wir fertig sind, lobe ich den Arzt, dass er die Operation einfach gut gemacht hat und, dass ich mich bei ihm sicher und aufgehoben fühle. Der Arzt hat sich so sehr über das Lob gefreut, das er mein Bett nimmt und zu den übrigen Ärzten sagt, er bringe mich auf die Krankenstation zurück. Er schiebt mich mit dem Bett bis oben in mein Zimmer.

Die Krankenschwestern auf der Station fragen mich: »Was haben Sie denn mit dem Doktor gemacht, der hat noch nie einen Patienten hochgefahren«. Ich antworte: »Relativ einfach, ich lobte ihn«. Allgemeines Erstaunen in den Gesichtern. Ja, ich finde, das muss auch sein, wenn jemand seine Arbeit hervorragend macht. Da fast alle Patienten auf der Station eine Vollnarkose bekommen, können sie dem Arzt kein Lob aussprechen. Jedes Mal wenn er mich sieht, winkt er mir freundlich zu.

Wir haben einen super netten, freundlichen Stationsarzt, der für jeden Patienten ein offenes Ohr hat und der über einen charmanten, feinfühligen Humor verfügt. Bei mir muss jeden Tag die Kieferhöhle gespült werden, da die Wunde ja septisch ist. Dazu gibt mir der Stationsarzt eine Nierenschale in die Hand, er spritzt mit einer Kanüle Kochsalzlösung in die Öffnung, die ich jetzt im Kiefer habe. Dabei muss ich den Kopf nach vorne über die Nierenschale halten, damit die Flüssigkeit durch die Kieferhöhle in den dünnen Ausführungsgang den wir in der Nase haben läuft und den Eiter ausspült. Die restliche Kochsalzlösung tropft durch die Kieferöffnung unten raus, so als wenn man an der Badewanne den Stöpsel zieht. Fünf Tage bis zu meiner Entlassung, soll gespült werden. Am zweiten und dritten Tag spült eine Ärztin, indem sie mir die Lösung in den Kiefer spritzt, und sie unten wieder auslaufen lässt, ohne den Nasengang zu spülen. Am vierten Tag wird überhaupt nicht gespült, sie ist der Meinung, es ist so in Ordnung. Am fünften Tag ist der Stationsarzt da, spült wie am ersten Tag die Nase und den Kiefer.

Er zieht die Einlage aus dem Kiefer, als er sie wegwerfen will, bitte ich ihn, mir diese zu zeigen. Ich denke, es ist ein Röhrchen, aber nein, ein kleines Stück weicher gelber Kunststoff, der wie eine Ziehharmonika zusammengefaltet ist. Und in das Loch in meinen Kiefer gesteckt wird, durch diese Falten, kann man dann die Kanüle zum Spülen schieben.

So, den Eiter bin ich los!

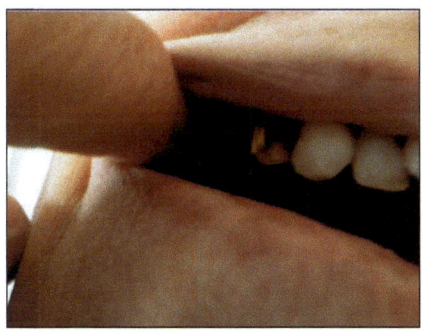

Ein paar Tage später erhalte ich den Operationsbericht und traue meinen Augen nicht, darin steht, dass sie das Implantat extrahiert haben. Ja, da ist es wieder die schlampige Aktenführung. Den Bericht schicken sie auch an meinen Hausarzt, ich bin mir nicht sicher, ob der Kieferchirurg der mir die Implantate einsetzte, auch einen bekommt. Bis heute hat er keine Rechnung für die Implantate geschickt. Ich denke, der traut sich nicht eine Rechnung zu schicken, denn laut Operationsbericht ist ja kein Implantat mehr im Kiefer. Vorsichtshalber nehme ich mir im Vorfeld einen Anwalt, zur Wahrung meiner Rechte, erst einmal im außergerichtlichen Verfahren, er hat derweil alle Unterlagen bei dem Kieferchirurgen eingefordert, die mir inzwischen per E-Mail Anhang zugegangen sind. Dabei ist auch ein Schriftstück, das er an seine Haftpflichtversicherung geschickt hat, wo ich mit meinem Namen bereits vorgemerkt bin. Ich denke, dem Chirurgen geht es wie mir, er wartet ab, was ich unternehme und ich warte ab, was er unternimmt. Wenn er keine Rechnung stellt, werde ich die Sache auf sich beruhen lassen. Ich habe mir einmal ausgerechnet, ob mir eine Klage, außer Ärger etwas bringen wird. Ich muss den Prozess gewinnen, um die Rechnung nicht zahlen zu müssen, um die Anwaltskosten und die Gerichtsgebühren zurückzubekommen, meistens reicht ein Gutachter nicht aus. Also warte ich erst einmal ab, wenn der Arzt eine Rechnung stellt, kann ich mich immer noch zur Wehr setzen. Die meisten medizinischen Prozesse enden als Vergleich, folglich zahlt jeder seine eigenen Anwalts-, Gerichts-, Gutachterkosten und den Anteil für die Hauptforderung.

Schmerzensgeldforderungen sind in Deutschland von der Höhe her auch zu vernachlässigen.

## Heil- und Kostenplan

*Da ich mir keine Implantate mehr einsetzen lasse, werden die Zähne im Oberkiefer überkront.*

*Mein Zahnarzt gibt mir den Heil- und Kostenplan, ich fahre von dort aus direkt zu meiner Krankenkasse. Üblich ist bisher, der Heil- und Kostenplan wird berechnet, das Bonusheft mit berücksichtigt, die Unterlage gestempelt und dem Patienten ausgehändigt, mit diesem Plan sucht man den Zahnarzt auf, die Behandlung kann beginnen. So geht das bei meiner Krankenkasse heute natürlich nicht mehr, das wäre ja einfach, nein jetzt müssen wir die Sache schwierig machen, ist ja sonst langweilig. Die nette Sachbearbeiterin sagt mir, die Unterlagen müssen wir nach Hamburg schicken, dort wird alles zentral organisiert. Ich schüttle den Kopf sie ebenfalls, das finden wir beide überflüssig. Dieser Aufwand, noch einmal Porto, der Antrag muss zweimal bearbeitet werden, abgesendet, bearbeitet und zurückgesendet werden. Mir und auch der Angestellten ist klar, in Zukunft werden die einzelnen Zweigstellen schließen, alles* wird von einer Stelle zentral bearbeitet, unpersönlich und anonym, Patienten abgewandt. Aber diese Arbeitsweise zieht sich ja durch alle Berufe, alle möchten durch Kunden oder Patienten nicht belästigt werden. Nach 14 Tagen schaue ich ins Internet, wie lange die Krankenkasse Zeit hat, sich mit dem Heil- und Kostenplan zu beschäftigen. Ich finde eine Antwort, innerhalb von 3 Wochen muss der Antrag bearbeitet sein. Am Nachmittag ruft mich mein Zahnarzt an, und fragt, ob ich auch den Brief erhalten habe, dass ich zum Gutachter muss. Ich krame in Gesetzestexten, finde den Eintrag, wenn man mehre Zähne überkronen lässt, muss man zum Gutachter, der beurteilt, ob es nicht eine preiswertere Zahnversorgung gibt.

Am nächsten Tag rufe ich bei der Gutachterin an, die in dem Brief benannt wird, um einen Termin zu machen. Die Dame am Telefon erklärt mir, der Antrag sei bisher nicht bei ihnen eingetroffen, es ist Freitag, ich solle am Montag noch einmal anrufen.

Gesagt und getan, ich rufe jeden Tag an, jedes Mal bekomme ich die gleiche Auskunft, der Vorgang liegt nicht vor. Nach einer Woche rufe ich bei der Krankenkasse an und frage dort nach, wie es kommt, dass die Gutachterin den Auftrag bisher nicht erhalten hat. Die Sachbearbeiterin sagt, das kann nicht sein, die Briefe werden alle am selben Tag versendet.

Ich möchte noch einmal bei der Ärztin anrufen, wenn er immer noch nicht da ist, soll die Ärztin persönlich bei der Kasse anrufen. Ich sehe mir die Sprechzeiten der Gutachterin an und bemerke, dass alle Öffnungszeiten in schwarzer Schrift sind, außer Mittwoch da sind sie in roter Schrift, noch darüber nachdenkend rufe ich dort an. Zufällig ist es Mittwoch, es dauert etwas länger, bis jemand ans Telefon geht, ich sage, meinen Namen und das ich bereits mehrmals angerufen habe. Siehe da der Brief ist angekommen, wir vereinbaren einen Termin für nächste Woche Mittwoch.

Jetzt verstehe ich auch, warum die Öffnungszeiten in roter Schrift sind, es sind ihre Gutachtertage. Ich frage sie, in welcher Etage die Praxis ist, sie antwortet in der zweiten, dann haben wir ein Problem, ich erkläre ihr meinen Gesundheitszustand. Okay sagt sie, wir haben um die Ecke ein Labor im Parterre, dann kommt die Ärztin eben runter. Sie nimmt meine Unterlagen zur Hand und stolpert über den Umstand, dass auf der aktuellen Röntgenaufnahme ein Implantat noch im Kiefer ist. Laut Operationsbericht aber vor einem Jahr extrahiert wurde. In weiser Voraussicht debattiere ich nicht mit ihr darüber, sie sagt, bestimmt hat man das Implantat als Schläfer im Kiefer gelassen.

Dieser Termin verläuft problemlos, denn die Gutachterin befürwortet die Behandlung so, wie sie mein Arzt geplant hat. Die Ärztin ist überaus nett und auch aus diesem Leben nicht abgehoben, sondern freundlich und engagiert. Die Gutachterin meint es positiv mit mir, sie änderte die Summe der Zuzahlung um 150,- Euro zu meinen Gunsten, dadurch muss der Heil- und Kostenplan noch einmal nach Hamburg geschickt werden. Durch den zeitraubenden Umstand, die Sachen erst nach Hamburg zu schicken, kann ich meine Zahnbehandlung erst Wochen später beginnen. Besonders hinterhältig finde ich das Anschreiben der Krankenkasse, worin sie mir mitteilen, dass sie nur die beste Versorgung für mich wollen und deshalb muss ich zum Gutachter. Da kann ich nur laut lachen, ich glaube, sie denken, die Patienten sind total naiv das zu glauben.

# Kapitel 4 – Das Kreuz mit dem Gesundheitssystem

## Arztmisere im jetzigen Gesundheitssystem

Inzwischen sehe ich, dass viele der niedergelassenen Ärzte aller Fachrichtungen nur einen Teil, der medizinischen Versorgung durchführen können. Zum einen verfügen sie oft nicht über ein ausreichendes Fachwissen zum anderen nicht über eine brauchbare Praxiseinrichtung um vorgeschriebene Untersuchungen und Behandlungen durchzuführen. Unsere sesshaften Ärzte werden, stattdessen von den Krankenkassen im Zeitmanagement unter Druck gesetzt, ärztliche Leistungen werden nur unzureichend bezahlt und man bürdet Ihnen auf, wesentliche Untersuchungen den Patienten unter IGeL-Leistungen zu verkaufen. Wegen dieser geringen Vergütung nagen viele Hausärzte am Hungertuch und sie können Ihr Einkommen nur mit Privatpatienten aufbessern.

Zum Beispiel bekommt ein praktischer Arzt, für eine Behandlung bei einem Kassenpatienten bis –

| | | | |
|---|---|---|---|
| 4 | Jahre | 23,60 | Euro |
| 5-18 | Jahre | 15,00 | Euro |
| 18-54 | Jahre | 12,20 | Euro |
| 55-75 | Jahre | 15,70 | Euro |
| 76-?? | Jahre | 21,00 | Euro |

– im Quartal egal wie oft der Patient in den 3 Monaten zur medizinischen Untersuchung kommt. Es gibt ja auch kaum noch Mediziner, die ihre Praxis, alleine führen, wegen der hohen Verbindlichkeiten, die eine solche Einrichtung mit sich bringt. Bei den Fachärzten, die Ihr Unternehmen allein betreiben, sieht es nicht viel besser aus. Sie hetzen an bestimmten Tagen, in Belegkliniken, um dort Operationen durchzuführen, bei denen sie etwas mehr verdienen, um sich über Wasser zu halten. Immer mehr Gemeinschafts- Praxen und Ärzte-Zentren entstehen, um sich die Kosten zu teilen. Besonders katastrophal finde ich die telefonische Erreichbarkeit der Ärzte, sie haben oft nur noch an bestimmten Tagen, für ein bis zwei Stunden die Telefone für Terminabsprachen freigeschaltet. Noch unerträglicher sind die online Terminvergaben. Ich suche mir einen freien Termin aus ihren Vorschlägen aus, buche den Termin, am nächsten Tag bekomme ich eine E-Mail mit einem anderen Termin benannt. Wenn ich zu diesem Termin nicht kann, dann geht das Spiel tagelang so weiter. Bitte liebe Ärzte, habt die Güte, als Unternehmer eure Patienten zufrieden zu stellen, und seid telefonisch erreichbar, denkt immer daran, Ihr seid auch Dienstleister, andere Betriebe gehen daran Pleite. Mein früherer Direktor in der Versicherung hat mir beigebracht, die »Telefonzentrale« ist das Aushängeschild des Unternehmens.Es macht überhaupt keinen Sinn von Facharzt zu Facharzt zu gehen, da die Ärzte sich nicht untereinander austauschen, sondern jeder kocht seine eigene Suppe.

Das bringt mir als Patienten und der Krankenkasse, als Kostenträger gar nichts. Wie bereits eingangs erwähnt müssen die Hausärzte und die Radiologen, als Diagnostiker mit der besten Ausbildung eingesetzt werden.

Um sich je nach Krankheit aus den einzelnen angeordneten Facharztberichten ein Bild über den Gesundheitszustand des Patienten machen zu können. Nach der Diagnosestellung werden die Patienten an die entsprechenden Institutionen zur Behandlung weitergeleitet. Alle Untersuchungsergebnisse laufen zentral an den Hausarzt. Die niedergelassenen Ärzte können nur die Hilfsarbeiten für die Krankenhausärzte machen, bei ernsthaften Krankheiten müssen die Patienten ohnehin in eine Klinik, oder in ein ambulantes Zentrum, mit entsprechender Ausstattung.

Allerdings sind die Ärzte im Krankenhaus, nur aufgrund Ihrer Möglichkeit sich untereinander auszutauschen und der besseren Ausstattung in der Lage, den Patienten womöglich zu heilen. Da kommt es auf die menschliche Eignung des Arztes an, seinen Beruf am Menschen auszuüben. Besonders unmenschlich für den Arzt und den Patienten sind die Fallpauschalen. Da wird, aus der Perspektive der Ärzte operiert, was das Zeug hält, um die Pauschale einzuhalten. Bei Nichteinhaltung werden die Gelder gekürzt, die Ärzte runter degradiert und die Abteilungen auf schlechter ausgestattete Stationen verlegt. Für den Patienten besteht immer die Gefahr, operiert zu werden, obwohl es alles andere als unbedingt nötig ist, nur um die Statistik für die Station hochzuhalten. Der Patient ist in der Situation wehrlos, weil er das System nicht durchschaut, er denkt, die Operation ist medizinisch notwendig.

## Ich werde Oma

Eine der schönsten Neuigkeiten, die ich seit Jahren bekomme. Damit rechne ich überhaupt nicht, da mein Sohn sich keine Kinder anschaffen will, meine Schwiegertochter durchaus. Sie überbringen mir kurz vor Weihnachten, die freudige Nachricht, über die ich total schmunzeln muss, mit den Worten, wir wissen nicht wie das passieren kann. Na, wenn nicht sie, wer kann es denn wissen? Mein Sohn ist wie verwandelt, er freut sich jetzt auch auf sein Kind. Mein Enkelsohn Arthur, der im Juni 2016 geboren ist, ist zu Besuch bei mir.

Er ist 5 Monate alt, er hat so viel Kraft in den Armen, dass er den kleinen Oberkörper weit nach oben reckt. Er dreht sich vom Rücken auf den Bauch und versucht seinen kleinen Po hochzuheben. Ich sehe genau, dass die Kraft nur bis zum Ende der Brustwirbelsäule reicht, er kann den Lendenwirbelsäulenbereich noch nicht heben, dass es ausreicht, in den Kniestand zu kommen. Sieht niedlich aus wie ein kleiner Seehund. Der Kopf voll ausgebildet mit kräftigen Brust und Schultergürtel, ab dem Bauchnabel dünn, mit Beinen die Auslaufen wie bei einer Meerjungfrau in Form einer Fischflosse. Mein Enkel ist überaus artig, aber wenn er schreit, dann denkt man an Katastrophenalarm, einen so schrillen hohen, lauten Ton höre ich bisher mitnichten. Sofort kommt einem der Gedanke, wie kann man diesen Ton wieder abstellen. Ich denke, Oropax ist sinnlos, Kopfhörer mit Heavy Metal reichen leider auch nicht.

Erfreulich das die Enkelsöhne eines Tages in den Stimmbruch kommen. Fasziniert hat mich, welche enorme Luft diese winzige Lunge hat, ein kleines Lungenbläschen davon reicht mir, um mein Lungenvolumen aufzubessern.

Damit verfüge ich über so viel Kraft, die Sterne vom Himmel zu blasen.

## Ich beginne zu resignieren

Finde ich einen Arzt, der die Krankheit erkennt? Wenn ich bis zum Jahresende 2016 keine Lösung finde muss ich mir Gedanken über einen Rollstuhl machen, da ich mit Müh und Not nur noch für einige Schritte lauffähig bin. Meine Blase spielt völlig verrückt und ich kann nicht mehr in die Badewanne steigen, weil ich da nicht mehr raus komme. Die Arme und Beine sind schwach, dass ich meinerseits kaum noch Sport machen kann. Mein Leben findet nur zwischen der Arbeit und meinem Zuhause statt. Aber bis dahin kämpfe ich mit allen Mitteln, die mir zur Verfügung stehen, um mich aus der Misere zu befreien. Ich gehe zu meinen früheren Hausarzt, bei dem ich seit circa 10 Jahren nicht in Behandlung war, ich bespreche mit ihm meine Lage. Er hat einen ausgezeichneten Einfall, gehen sie in ein Institut nach Steglitz, das sich auf die Fahne schreibt ganzheitliche Medizin am Menschen auszuüben. Gesagt getan, Termin bei einem Orthopäden in dieser Einrichtung, ich habe alle Unterlagen dabei, der Arzt studiert sie und zeigt mir auf, welche Behandlungsmöglichkeiten bestehen. Wenn mein Problem von der Wirbelsäule ausgeht, kann man mir per Injektionsnadeln unter MRT Sichtkontrolle ein Medikament einspritzen. Oder den Nerv auch via Laser an der Spitze verbrennen, damit ist das Schmerzgedächtnis kurzzeitig unterbrochen. Der Nerv regeneriert sich über einen längeren Zeitraum wieder. Diese Mikrotherapie- Behandlungen werden ambulant und ohne Vollnarkose durchgeführt. Die entzündlichen Veränderungen an der Wirbelsäule verursachen häufig ein Ödem, das auf die austretenden Nervenenden der Wirbelsäule drückt und das verursacht Schmerzen.

In der Regel werden dort Medikamente eingelagert, damit das Ödem abschwillt. Es kommen Kortison, Tramadol oder andere entzündungshemmende Medikamente zum Einsatz. Bei mir muss man wegen der Allergien, körpereigene antientzündliche Stoffe aus dem Blut herausfiltern und diese dann zum Abschwellen des Ödems, den schmerzenden Stellen wieder zuführen.

Da die Rückenschmerzen nicht mein größtes Problem sind, sondern das Unvermögen zu laufen, bringt mir diese Art von Behandlung nicht den nötigen Erfolg. Im Jahre 2014, läuft auf »NDR Aktuell« ein Sendebeitrag über die Techniker Krankenkasse, in der man berichtet, dass 85% der Rückenoperationen nicht notwendig seien. Das Steglitzer Institut vertritt auch diese Meinung.

Um eine korrekte Diagnose stellen zu können, ob die multiple Sklerose, ursächlich für meine Schmerzen und Laufprobleme ist, muss ich erst einmal zur Abklärung zum Neurologen. Er hat nach umfangreichen Untersuchungen ein EMG (Elektromyographie) mit Nadelelektronen durchgeführt um die Funktion der Muskeln und der Nerven festzustellen. Das ist das erste Nadel EMG in 20 Jahren. Heutzutage wird dass von allen mir bekannten Neurologen mit elektrischen Niedervolt- Elektroden gemacht, sie sind in der Messung nicht so genau wie das Nadel- EMG. Ich frage den Arzt, warum andere Nervenärzte das nicht praktizieren. Er sagt, die Nadeln sind teuer und das zahlen die Krankenkassen nicht, das bekomme ich nur in einer Privatpraxis, die Nadeln sind einzeln steril verpackt, man kann sie nur einmal benutzen.

Im Befund schreibt der Arzt, ein Teil der Gangstörungen, können wahrscheinlich durch die multiple Sklerose ausgelöst werden. Aber die schmerzhaften Beschwerden im Rückenbereich sind nicht auf die MS zurückzuführen, ich muss jetzt wieder zum Orthopäden zur Weiterbehandlung. Mit dem Bericht bewaffnet, dass der Nerv am fünften Lendenwirbel betroffen ist, gehe ich zu dem Orthopäden, ich denke, er wird mir heute sagen wie wir die Behandlung machen. Der Orthopäde sagt wir spritzen Ihnen Kortison oder Tramadol um den Nerv abschwellen zu lassen und hoffen, dass sie dann Erleichterung haben und vielleicht wieder laufen können. Tja, wieder einmal nicht zugehört oder den Bericht nicht richtig gelesen, oder einfach vergessen, wie auch immer. Ich vertrage diese Medikamente nicht, ich bin Allergikerin! Ich frage nach den örtlichen Betäubungsmitteln, ich denke, damit können sie den Nerv kurzzeitig beruhigen. Nein den Nerv können sie nicht beruhigen, wenn sie das durchführen, werde ich sofort wie ein nasser Sack zusammensinken, das ist dann wie eine Querschnittslähmung. Sie können mit dem Betäubungsmittel nur meine Facettengelenke sedieren, aber die sind ja nicht betroffen, wir können Ihnen nicht helfen.

Flop, wie oft hatte ich diesen Satz gehört. Es ist wieder einmal zum Verzweifeln. Das unter einer prominenten Leitung privat geführte Institut ist im Grunde nicht mehr, als jede kassenärztliche Praxis in Berlin. Das Konzept ist besser verpackt, mit aufwendigen Praxisräumen, einem prominenten Namen, in einer renommierten Umgebung. Ich sage dem Arzt noch, dass ich über die Veranstaltung in der Urania, Kontakt zu den Ärzten aufnehmen kann, die sich erst seit Kurzem gegründet haben um seltene Krankheiten zu diagnostizieren. Er befürwortet mein Ansinnen, da mir dort eher geholfen werden kann als in seiner Praxis. Also wieder alles auf null stellen.

## E-Bay

Mir bleibt nichts anderes übrig als meinen Körper bei E-Bay an den Meistbietenden zum Ausschlachten zu versteigern. Ich denke, dass ich ein höchst pathologisches Interesse darstelle, da können sich die Herren dieser Zunft so richtig auslassen. Meine Organe und der Rest des Körpers sind für die medizinische Forschung interessant, verwenden kann man die Organe nicht mehr, weil die schon gammelig sind.

## Krankenkassen

Ich weiß nicht, warum die Krankenkassen so rumheulen, sie haben doch im Jahre 2016 einen riesen Überschuss erwirtschaftet. Natürlich sind die Krebsmedikamente sündhaft teuer, aber es darf nicht dazukommen aus ihrem Sparzwang heraus, die an Krebs erkrankten sterben zu lassen.

In der Sendung Panorama in der ARD haben sie kürzlich über unhaltbare Zustände bei den Krebsmedikamenten berichtet. Bisher werden diese für die behandelnden Ärzte in einer Apotheke in der Nachbarschaft angemixt und können innerhalb kürzester Zeit an den Arzt ausgeliefert werden. Jetzt liefern Apotheken die Medikamente an, die am preiswertesten für die Krankenkassen sind, auch wenn diese weit weg sind. Die Krebs-Medikamente haben nur eine kurze sichere Haltbarkeit laut Hersteller, aufgrund der langen Lieferwege kommen diese oft erst verspätet bei den Ärzten an.

Damit ist die Wirkung des Präparates nicht mehr sicher gewährleistet. Die Krankenkassen sollten vielmehr auf die Hersteller einwirken, diese teuren Medikamente, die nach dem Körpergewicht des Patienten in Milligramm schritten verabreicht werden, in anderen Verpackungseinheiten herzustellen.

Die Arzneimittel werden in 3 mg Portionen an die Apotheken geliefert, der Patient benötigt aufgrund seines Gewichts nur 2 mg, somit wird 1 mg verworfen.

Das heißt für mehrere Millionen Euro werden Medikamente weggeworfen. Ich denke, da kann man sparen, wenn diese Medikamente zum Beispiel, in 1 mg Verpackungen produziert werden. Ja, genau da müssen die Krankenkassen die Pharmaindustrie bei den Hörnern packen und ihnen mitteilen, eine Abnahme Ihrer Produkte ist nur brauchbar, wenn sie die Verpackungseinheiten ändern.

Somit können die patientennahen Apotheken weiter die Verarbeitung der Medikamente zeitnah vornehmen und die Krankenkassen machen sich nicht von den Großapotheken abhängig. Das Arbeiten mit derartig großen Geschäften macht erst die Mitbewerber platt und dann sich selbst. Die in den Keller verhandelten Preise decken nämlich auf Dauer die eigenen Kosten nicht. Um den Fall auf die Krankenkassen umzulegen, sie werden früher oder später die Versorgung der Patienten nicht mehr gewährleisten können, wegen Ihres Sparzwangs, der nicht belegt sinnvoll ist. Am gemeinsten finde ich, die Kasse handelt einen Medikamentenpreis aus, es suggeriert den Patienten, das Medikament ist jetzt 2,- Euro preiswerter. Der Clou aber ist, für den Endverbraucher schon, aber die Zeche zahlt der Apotheker, denn der kauft das Produkt zum selben Preis wie vorher.

## Erneute Zahnbehandlung beginnt!

Wir müssen meine Zähne abschleifen und überkronen, es verläuft alles reibungslos, ich gehe mit einem Provisorium nach Hause. Die Behandlung findet am Mittwoch statt, am Freitag bemerke ich einen Wundschmerz in der Oberlippe und der Nase.

Bei näherem Hinsehen, sieht meine Lippe aus, als habe ich mir Botox spritzen lassen, wenn ich die Oberlippe hochklappe, sehe ich, dass alles wund ist. Da ich nicht genau ausmachen kann, ob es Eiter oder eine Allergie ist, fahre ich am Samstagnachmittag in die Zahnklinik. Die Ärzte vermuten, dass es eine Allergie ist, ich soll mit Kamillentee spülen und nach dem Wochenende zu meinen Zahnarzt gehen.

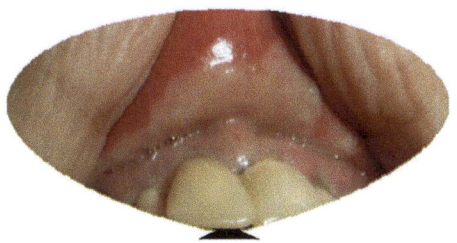

Wieder einmal hat eine meiner blöden Allergien zugeschlagen.

Mein Körper reagiert auf den Kleber, der für das Provisorium benutzt wird. Der Mund brennt wie Feuer und die Schleimhaut ist verätzt, dadurch hat sich das Zahnfleisch zurückgezogen. Erneutes Anschleifen der Zähne, damit der metallische Aufbau der prothetischen Versorgung nicht als dunkler Rand sichtbar wird.

## Urania-Vortrag »Seltene Krankheiten«

Am 3. November 2016 findet eine Veranstaltung in der Urania, unter dem Motto »Diagnose Seltene Erkrankung« statt, es moderiert Ulli Zelle.

Auf den Weg dahin, komme ich an meine körperlichen Grenzen, ich habe nicht daran gedacht, dass heute viele Straßen rund um die Urania gesperrt sind, da tagsüber ein Halbmarathon stattgefunden hat.

Für einen Fahrweg von 15 Minuten brauche ich über eine Stunde, meine schwachen Blase treibt mir Schweißperlen auf die Stirn. Als ich mit fast einer Stunde Verspätung dort ankomme, laufen neben mir durch die Eingangshalle, die Ärzte der Charité, die auch dort verspätet ankommen. Mitorganisator der Veranstaltung ist die Achse e.V., zwei Professoren aus der Charité, und Frau Köhler als eine Stifterin für dieses Vorhaben. Seit sieben Jahren gehe ich nicht mehr alleine aus, aber ich hoffe, mit neuen Erkenntnissen nach Hause zu gehen, meine Hoffnung bestätigt sich.

Zum Glück kann ich über ein Mikrofon Fragen stellen, einen Kontakt zu den Ärzten und der Achse e.V. herstellen, ich soll in der nächsten Woche dort anrufen. Nebenbei erwähnte ich, dass ich ein Buch über meine ungeklärte Krankheit schreibe. Nach der Veranstaltung gibt es noch ein kaltes Buffet und man kann sich an den Informationsständen Infos über das Programm einholen. Ich muss dringend zur Toilette, dort sprechen mich drei Frauen an, sie fragen, wann mein Buch veröffentlicht wird und wie der Titel des Buches ist. Ich muss lachen, ich erkläre ihnen, dass ich noch am Schreiben bin. Ich bin total überrascht, dass in der Charité inzwischen auch eine Anlaufstelle »seltene Krankheiten« für Erwachsene eingerichtet ist, bisher gibt es das nur für Kinder und Jugendliche. In der zweiten Novemberwoche nehme ich Kontakt zu dem Professor auf, der mir in der Veranstaltung sagt, ich soll ihn anrufen. Die Sekretärin erklärt mir, ich kann einen Termin in Buch haben. Ich frage sie, ob die Möglichkeit besteht, einen Termin in der Charité Virchow zu bekommen, da ich durch meine Blasenschwäche nicht trocken in Buch ankommen werde.

»Ich weiß nicht, ob ich das körperlich durchhalte, weil ich mir bei längeren Autofahrten einen bestimmten Punkt am Rücken abdrücke, der mich nicht mehr laufen lässt«. Sie sagt, schicken sie dem Professor eine E-Mail, eventuell können sie ins Virchowkrankenhaus kommen. Der Professor hat leider nie auf meine E-Mail geantwortet. Inzwischen war ich, bei einem anderen Professor in einer Uni-Klinik, der sich meine Unterlagen ansieht.

Er sagt, die Aufnahmen sind mit sechs Monate zu alt, ich muss

ein neues MRT anfertigen lassen. Diese Auskunft muss ich mit 150,-
Euro privat bezahlen, er gibt mir einen Zettel für meinen Neurologen
mit der Bitte ein MRT von der gesamten Wirbelsäule Hals, Brust und
Lende zu machen. Aufgefallen ist mir in dieser Privatsprechstunde,
sie findet nach Feierabend statt, also erst in den Abendstunden.
An dem Abend sind, während ich dort warte, mit mir insgesamt
10 Patienten vor Ort. Ja das sind 1500,- Euro Taschengeld für den
Herrn Professor, der auch der leitende Direktor der Abteilung ist,
das ist bei vielen Menschen ein Monatsgehalt. Vor Weihnachten bekomme ich nirgends mehr einen Termin, ich beschließe die Sache
im nächsten Kalenderjahr zu machen.

## Aktuelle Beschwerden 9

Meine Blase spielt immer noch verrückt, oft muss ich alle 20 Minuten auf die Toilette. Ich kann überhaupt nicht einschätzen, wie weit
ich laufen kann, drei Schritte oder 50 Meter und manchmal auch gar
keinen. Wenn die Kompressionen in den Beinen auftreten, schwellen die Knöchel dick an und Schmerzen stark, die Schmerzen gehen
über die Oberschenkel bis in den Rücken. Es brennt wie Feuer in
meinen Beinen. So macht mir das Leben keinen Spaß, es ist sinnlos
geworden, ich bin nicht mehr zu gebrauchen!

Was soll ich bloß machen, kaum ein Arzt interessiert sich dafür wie es mir geht und wenn, wissen sie nicht wie sie mir helfen
können. Der Rollstuhl kommt immer näher für mich. Im November
2016 nehme ich per E-Mail Kontakt, zu einem in Berlin gastieren-
den schwedischen Theaterintendanten/Artisten auf, der vor Jahren
auf der Bühne verunglückt und seitdem querschnittsgelähmt ist.
Der vor 5 Jahren operiert wurde und jetzt wieder laufen kann, er
hat seine Arbeit wieder aufgenommen und erfreut sich bester Gesundheit. Ich bitte Ihn, mir die Kontaktdaten des Arztes bekannt zu
geben, leider bekomme ich keine Antwort. Ich wäre gerne zu dem

Gastspiel gegangen, aber mein Unvermögen weit zu laufen, verbietet es mir, dort hinzugehen, man bekommt am Veranstaltungsort keinen in der Nähe verfügbaren Parkplatz. Als ich einem Schauspieler, der Kunde bei mir ist, davon berichte, sagt er, er bemüht sich um einen Kontakt für mich. Er freut sich, wenn er mir helfen kann, meinen Leidensweg, zu beenden. Ich bin sehr dankbar, dass er sich für mich einsetzt. Wenn der Einsatz Erfolg hat, schicke ich meine ärztlichen Berichte und CDs dort hin, wenn der Arzt eine Chance sieht, mir zu helfen, fahre ich nach Schweden, um mich dort behandeln zu lassen.

Es ist lästig und anstrengend, bei renommierten Ärzten einen Termin zu bekommen noch dazu auch teuer, da ist nichts mit Kassenpatient, alles bar Kralle. Und meine Ersparnisse sind aufgebraucht und gebracht hat es mir auch nichts, da ich mir die Weiterbehandlung der privaten Ärzte nicht leisten kann. Es gibt keinen Tag, an dem ich wach werde und keine Schmerzen habe. Ich steige aus dem Bett, die Beine wollen einfach nicht stehen, mir ist super schwindelig, am besten ist noch sitzen, aber mit Einschränkungen. Bei zu langem Sitzen schwellen die Füße an und die Arme werden taub. Ich sende meine Unterlagen, die ich bereits im Juni 2016 an die Klinik in Marburg für seltene – und unerkannte Krankheiten schickte, noch einmal hin. Ich denke, dass ich damals zu viele Schriftstücke eingereicht hatte dass den Rahmen der Ärzte gesprengt hat. Ich versuche es noch einmal mit einer abgespeckten Version. Ich schicke ihnen nur die letzten MRT Aufnahmen und den Arztbericht, vielleicht habe ich damit mehr Glück dass die Ärzte sich die Unterlagen ansehen.

## Das erste Weihnachten mit meinem Enkelkind 2016

Das größte Highlight in meinen jetzigen Leben, ist mein Enkelsohn Arthur. Wir feiern bei meinem Sohn in seinem Haus, sie haben einen schönen großen Weihnachtsbaum und es gibt lecker zu essen. Für

Arthur ist es sicher aufregend, so viele Leute, die vielen Geschenke, aber er verfolgt aufmerksam jede unserer Bewegungen.

Ich schneidere für meinen Enkelsohn einen Sack, in dem ich die Geschenke verstaue. Witzig ist, an einem Geschenk ist ein Karton befestigt, nicht das Geschenk interessiert ihn, sondern nur der Karton.

Fazit nächstes Jahr bekommt er nur Kartons von mir! Es ist ein wunderschönes Weihnachtsfest, ja, Kinder bereichern das Fest enorm, ich wünsche mir noch viele dieser Feste mit meinen Lieben.

## MRT vom Hals, Brust und Lendenwirbelsäule

Es ist ein schwieriges Unterfangen einen Termin für das MRT zu bekommen, es wird immer schlimmer mit der ärztlichen Versorgung, in der Vergangenheit bekam ich relativ kurzfristig Termine. Zuerst rufe ich in einem Institut in Charlottenburg an, die erste Frage ist, Privat oder Kasse, ich antworte Kasse. Nach einem hörbar schweren Atemzug ihrerseits, antwortet sie, »da kann ich Ihnen erst in einem Monat einen Termin geben. Sie benötigen 3 Termine, als Kassenpatient können sie nur einen Termin im Quartal bekommen«. Ich bedanke mich bei Ihr und sage, dass Angebot sei so frech, dass ich davon Abstand nehme, ich beende das Gespräch.

Es ist auch relevant den Termin im ehemaligen Westen der Stadt oder dem Osten zu machen, da ist es wurscht, ob man gesetzlich oder privat versichert ist. Allerdings herrscht auch ein schärferer Umgangston mit den Patienten, da kann man sich nicht einfach irgendwo hinsetzen, sondern man folgt den Anweisungen des Personals.

Jedenfalls bekomme ich dort kurzfristig zwei Termine, diese sind erforderlich da die Spulen, der MRT Geräte über kein so großes Spektrum an Aufnahmekapazität verfügen, wie es für die gesamte

Wirbelsäule notwendig ist. Ich betrete den Behandlungsraum und schaue sofort auf das schöne Fenster an der Decke, das sich bei näherem Hinsehen als aufgemalt oder angeklebt entpuppt.

Ja so kann man sich auch im Internet präsentieren, es muss ein guter Maler oder Fotograf sein, der dieses Kunstwerk gefertigt hat. Im Internet suggeriert einem das Fenster, dass man während der Untersuchung den Himmel sehen kann. Allerdings hat es mir nichts genutzt, kurzfristig einen Termin zu bekommen, weil das Institut aus 2 Standorten besteht. In dem einen stehen die MRT- Geräte, in dem anderen sind Röntgen, Ultraschall usw. untergebracht. An dem zweiten Standort werden die Aufnahmen gesammelt und die Berichte dazu geschrieben, also auch enorm umständlich.

Mit diesen Aufnahmen bewaffnet gehe ich am 22. Januar 2017 abends in die Privatsprechstunde des Professors in die Uni-Klinik. Als ich aus dem Fahrstuhl steige und den Gang bis zum Ende laufe, öffne ich die Tür zur Station.

Verdutzt starre ich auf mehrere Abfalltonnen, die sich dort im Gang tummeln, ich drehe wieder um, laufe zurück zum Fahrstuhl, ich denke, ich bin in der falschen Etage. Da steht 4. OG, ich bin doch richtig, laufe den Gang zurück an den Müllcontainern vorbei ins Zimmer der Sekretärin. Sie will wie beim letzten Mal, erst einmal die 150,- Euro Eintrittsgeld, dann nehme ich im Flur Platz und warte. Diesmal bin ich die einzige Patientin, der Professor läuft aus seinem Zimmer kommend etliche Male an mir vorbei. In der Hand hält er eine Uhr und einen Gürtel. Er öffnet gegenüberliegende Zimmertüren, fragt in den Raum hinein, kann jemand eine goldene Uhr oder einen Gürtel mit einer goldenen Schnalle gebrauchen, die Angesprochenen verneinen. Er ist super schick angezogen, als will er noch ins Theater gehen. Nach einer Stunde Wartezeit ruft er mich auf. Ich finde es Mega frech, einen Patienten eine Stunde warten zu lassen, wenn er nur durch die Gegend rennt, um seine Sachen an den Mann zu bringen.

Als ich das Zimmer betrete, sehe ich, woher er die vielen Präsente hat, auf dem großen Konferenztisch stehen massenweise Präsentkörbe, die besagten Uhren und Gürtel. Ansonsten stehen in dem Raum viele Umzugskartons, er sagt dass sie demnächst in das neue 16-stöckige Bettenhaus einer anderen Universitätsklinik der Stadt umziehen. Ach, deshalb die Präsente, die Pharmaindustrie war hier, ja da wird nicht gekleckert, sondern geklotzt. Er nimmt auf einem Stuhl Platz und packt unvermittelt seine Umzugskartons weiter ein, er lässt sich durch mich überhaupt nicht stören. Normalerweise wäre ich jetzt aufgesprungen, um meinem Unmut Luft zu machen, aber dieser Termin ist für mich wichtig, ich hoffe inständig, dass dieser hervorragende Arzt mir mein Leiden nehmen oder mildern kann. Ich frage ihn höflich, ob er sich schon die mitgebrachten MRT Aufnahmen angesehen hat, daraufhin legt er gelangweilt meine CD ein.

Aber dann sehe ich sein ungemein großes Können, ein paar Blicke genügen er sagt zu mir, wir können die Wirbelkanalstenose am dritten oder vierten Wirbel operieren. Ob das Ihre Beschwerden beseitigt, kann ich nicht mit Sicherheit sagen. Diese Diagnose wird bereits von dem Röntgenarzt, der die CD gemacht hat und von dem Krankenhaus, in dem ich 2012 wegen der Wirbelkanalstenose operiert wurde, gestellt.

Ich berichte ihm, dass ich dreimal innerhalb der letzten 7 Jahre laufen kann wie früher, nach dem wir im Rahmen einer Myelographie Nervenwasser entnommen haben. Aufgrund dieser Aussage sagt er, wir nehmen sie stationär auf und untersuchen unter Anlage einer Dauerdrainage, ob ihr Gehirndruck zu hoch ist, für die stationäre Aufnahme bekomme ich telefonisch Bescheid.

# Liquor Dauerdrainage

Im März 2017 ist es soweit, das Krankenhaus ruft an: »Bitte kommen sie am 8. März zwischen sieben und acht Uhr zur stationären Aufnahme, anschließend in die 15. Etage auf Stationsebene«. Lange erwarte ich diesen Tag, von dem so viel abhängt, unter Umständen finden die Ärzte eine Erklärung für mein Leiden, ich bin jedenfalls voller Hoffnung.

Auf der Station angekommen schickt man mich in den Aufenthaltsraum, in dem mehrere Personen sitzen. Wie ich später mitbekomme, handelt es sich um Patienten, die wie ich auf die Aufnahme oder ihre Entlassungspapiere warten. Dann werde ich in das Zimmer des Stationsarztes gebeten, zuerst wird Blut abgenommen und dieses ins Labor geschickt. Durch die Blutuntersuchung möchte man das Einschleppen von Bakterien verhindern, wenn man die Prüfung besteht, wird man stationär aufgenommen und kann sein Zimmer beziehen.

Es erfolgt eine Befragung zu meinen Beschwerden, welche Medikamente ich vertrage, über mein Unvermögen eine Vollnarkose erhalten zu können. Dann besprechen wir die Vorgehensweise meiner bevorstehenden Behandlung. Zuerst machen wir ein MRT des Kopfes, anschließen soll dann eine Liquor-Drainage gelegt werden. Nachdem ich über die Risiken des Eingriffs aufgeklärt wurde, gehe ich wieder in den Aufenthaltsraum.

Dort sitzt immer noch ein Mann seit heute Morgen, die anderen Leute sind bereits gegangen. Ich setze mich ans Fenster. Der Ausblick in der 15. Etage über Berlin ist atemberaubend schön. Während meines Aufenthaltes stelle ich fest, dass man diesen herrlichen Ausblick von allen vier Ecken des Hauses hat und von dort aus alle berühmten Gebäude der Stadt in unmittelbarer Nähe sieht.

Um die Mittagszeit klappern die Teller auf dem Flur, es riecht sehr lecker. Ich bekomme einen tierischen Hunger, sehe den Essenwagen schon an dem Aufenthaltsraum vorbeirollen, nutze meine Chance und frage die Angestellte der Essensausgabe, ob ich auch ein Essen bekomme. Da ich noch kein Zimmer habe, muss erst geklärt werden, ob ich berechtigt bin ein Essen zu bekommen. Sie servieren mir das Essen in dem Aufenthaltsraum. Es fällt mir auf, dass der Mann nichts bekommt. Ich spreche ihn an, warum er kein Essen bekommt.»Nein, ich bin kein Patient«! Nun packt mich die Neugierde ich frage, warum er hier sitze. Die Antwort verschlägt mir die Sprache! Ich bin der Brandschutzbeauftragte, da die Brandschutzanlage noch nicht in Betrieb ist, sind wir hier 24 Stunden in jeder Etage, dann plaudert er aus der Schule. Das Krankenhaus wird bereits in Betrieb genommen, da die Kosten für ein so großes Haus nicht zu stemmen sind wenn der Krankenhausbetrieb, nicht umgehend in allen Bereichen wieder aufgenommen wird. Na toll denke ich, als laufunfähige Person habe ich im Brandfall, keine Chance hier wieder raus zu kommen.

Es gibt keine Feuerwehrleiter, die so hoch ist, in ein Sprungtuch zu springen ist aus der 15. Etage auch nicht angesagt, den Fahrstuhl kann man auch nicht benutzen. Da die Brandschutzbeauftragten in mehreren Schichten arbeiten, sehe ich den Angestellten nicht wieder, aber auch die anderen Kollegen sind für mich in dem langweiligen Krankenhausalltag eine willkommene Abwechslung. Eigentlich soll meine Behandlung bereits am Vormittag beginnen, um 15.00 Uhr werde ich zum MRT beordert. Die Wege in dem Krankenhaus sind für mich weit, man will mich irgendwann mit dem Rollstuhl nach unten in das Erdgeschoss bringen, in dem die Röntgenabteilung ist. Leider findet sich niemand, der dafür Zeit hat, ich entschließe mich, nach Absprache mit der Krankenschwester mich selbst auf den Weg nach unten zu machen.

Sie haben zwar unzählig viele Fahrstühle, wobei noch lange nicht alle in Betrieb sind, aber auch diese reichen im Tagesbetrieb nicht aus. Man hat den Bettentransport, Krankentransport von außerhalb, die Besucher und das Personal nicht voneinander getrennt. Es passt nur ein Bett in den Fahrstuhl, wenn ein Patient zum Röntgen muss, fährt der Aufzug 15 Etagen rauf und runter. Ich stehe oft 10 bis 15 Minuten bis ich in einer der überfüllten Fahrkabinen mit meinem Rollator Platz finde.

Als ich mit den MRT-Aufnahmen nach oben komme, kann ich mein Zimmer beziehen. Es ist ein wunderschönes 2 Bett-Zimmer, alles nagelneu, ansprechende Wandfarben, in der Mitte des Raumes ist rechts eine Nische, in die ein Esstisch und zwei Stühle passen. Über dem Tisch hängt geschmackvoll eine Lampe. An jedem Bett ist an einem Schwenkarm ein Fernseher mit Radio. Es wird einen alles kostenlos zur Verfügung gestellt, man benötigt einen Kopfhörer, den man, wenn man keinen dabei hat, unten am Automaten für zwei Euro käuflich erwerben kann. Auch eine geräumige Dusche ist vorhanden.

Die Klinik ist sehr großzügig mit diversem Zubehör, es gibt in einem Extraschrank Duschgel, Körperlotion, Zahnbürste- und Pasta, einen Kamm, Vorlagen, Latschen, alles steril verpackt und Handtücher. Wie ich sehe, machen die Patienten davon auch Gebrauch.

Ich habe meine eigenen Sachen dabei, aber es ist natürlich ein erheblicher Kostenfaktor in so einem riesigen Haus, ich denke den Service können sie nicht immer aufrecht erhalten. In dem Bett am Fenster liegt eine Frau in einem Pflegebett, sie ist nicht ansprechbar, wie ich später erfahre, ist es ihr Mann, der dort am Bett sitzt. Nachdem ich meine Tasche auspacke, gehe ich noch einmal in den Aufenthaltsraum und schaue ein bisschen aus dem Fenster.

Inzwischen sind mehrere Patienten mit ihren Besuchern in diesem Raum, da tritt ein junger Arzt mit dem Mann aus meinem Zimmer ein, sie setzen sich an einen Tisch, der am Fenster steht. Ich sitze in unmittelbarer Nähe und höre jedes Wort, das gesprochen wird. Der Arzt sagt zu dem Mann, »sie wissen ja ihre Frau ist unheilbar an Krebs erkrankt und wird nicht mehr lange leben. Sie wird Morgen entlassen, wollen sie sie zum Sterben mit nach Hause nehmen«.

Sehr gefasst sagt der Ehemann, »ja ich nehme meine Frau mit nach Hause«. Ich glaube meinen Ohren nicht zu trauen, wie unsensibel ist das denn, in einem vollen Besucherraum dem nächsten Angehörigen solch eine Nachricht mitzuteilen. Dieser Arzt hat ein Feingefühl wie eine Brechstange! Die Unterredung beendet er mit den Worten, er werde dann schon alles für die morgige Entlassung vorbereiten. Als ich später zurück ins Zimmer komme, sitzt der Mann geknickt in dem Lehnstuhl, der in der Ecke steht, seine Frau liegt immer noch teilnahmslos im Bett. Draußen regnet es in Strömen, es ist sehr stürmisch, der Wind fegt in der 15. Etage heulend am Fenster vorbei. Der Stationsarzt kommt ins Zimmer, er sagt zu mir, Ihre Drainage legen wir erst morgen Vormittag.

Na ja, bisher läuft ja nichts nach Plan. Ich frage den Mann, »wenn sie Morgen nach Hause gehen, kommen sie denn mit Ihrer Frau klar«. Da erzählt er mir, dass sie bereits zwei Mal vor eineinhalb Jahren hier operiert wurde, aber der Krebs leider wieder aufgetreten ist und jetzt keine Hoffnung mehr besteht.

Er hat seine Frau vor über einer Woche hier eingeliefert, weil er denkt, sie hat einen Schlaganfall, das hat sich zum Glück nicht bestätigt. Bei der Ankunft im Krankenhaus ist seine Frau ansprechbar und nun liegt sie da, als sei sie kurz davor zu sterben. Er will bereits alle Tage mit den Ärzten sprechen, aber wenn er morgens um neun Uhr hier ankommt, ist kein Arzt mehr erreichbar. Die Visite ist schon vorbei und kein Arzt hat Zeit mit ihm zu sprechen.

Er bleibt immer den Tag über, um seine Frau zu füttern und ihr etwas zum Trinken zu geben. Eine Krankenschwester kommt herein, um der Frau neue Medikamente zu verabreichen. Er stellt sich vor das Bett, und sagt »meine Frau bekommt heute keine Pillen mehr, wie soll ich den Morgen mit Ihr zu Hause klar kommen«. Die Angestellte verlässt das Zimmer, sie nimmt die Tabletten wieder mit. Er sieht verzweifelt aus, dann kommt seine Tochter, ich gehe hinaus und lasse sie alleine zurück. Einen Moment ruhe ich mich im Aufenthaltsraum aus, ich überlege, es ist doch furchtbar, wenn

Patienten mit Tabletten so ausgeschaltet werden, in mir reift der Entschluss dem Mann zu helfen. Als ich wieder ins Zimmer komme, sage ich zu ihm, »wenn sie möchten können sie die Nacht über hierbleiben, um morgen mit den Ärzten zu sprechen, Sie müssen in dem Ohrensessel schlafen«. Das Abendbrot ist bereits ausgeteilt, ich kann ihm nur noch einen Kaffee holen, frisches Wasser gibt es immer und zum Glück habe ich noch vom Nachmittagskaffee einen großen verpackten Keks übrig. Um 18:00 Uhr geht die Tür auf, der Stationsarzt kommt mit einer Assistenzärztin, um mir doch die Drainage zu legen.

Ich frage ihn, ob ich mich hinsetzen soll, in dieser Position lässt sich die Kanüle am besten legen, er verneint, legen sie sich hin. Kaum sticht er in meinen Rücken, da jagt ein Schmerz durch meinen Körper, ähnlich einem Stromschlag. Es fühlt sich an, als würde der Schlag im Kopf eintreten und schmerzhaft aus der Fußsohle wieder austreten. Dann versucht er indem er mit der Nadel hin und her pikt, diese an die geeignete Stelle zu bewegen. Es reicht mir jetzt, ich bestehe darauf, dass er die Nadel wieder herauszieht.

Wir brechen jetzt ab, er kommt morgen Vormittag. Ich sage zu ihm, »Morgen können sie gleich eine örtliche Betäubung mitbringen, ohne die lasse ich mir das von Ihnen nicht mehr machen«.

Ich kann nicht nachvollziehen, weshalb bei diesen Untersuchungen, immer blind auf den Patienten eingestochen wird.

Eleganter und risikoärmer wäre es doch am Monitor unter Sichtkontrolle, die Nadel einzustechen, aber ich nehme an, das zahlt die Krankenkasse nicht.

Am Abend unterhalte ich mich lange mit dem Mann aus meinem Zimmer im Aufenthaltsraum, er ist sehr verzweifelt wegen seiner Frau. Er sagt, dass er dringend Hilfsmittel brauche, um seine Frau zu Hause richtig pflegen zu können. Ich rate ihm, wenn er Morgen die Ärzte sieht, weil er heute hier schläft, das mit ihnen zu besprechen und sich die Hilfsmittel hier vom Krankenhaus verordnen zu lassen. Um uns noch ein bisschen abzulenken, wollen wir uns, auf dem großen Fernseher der hoch an der Wand des Aufenthaltsraumes hängt eine Sendung ansehen. Ich finde nirgends eine Fernbedienung, in den Schränken sind nur Vasen. Ich gehe zur Stationsschwester und frage nach der Fernbedienung, sie sagt, die ist bestimmt gestohlen worden.

Am Abend wird der Brandschutzbeauftragte von einem jungen Kollegen abgelöst, wir sitzen im Moment zu dritt in dem Raum. Die beiden Männer sind klein, dass sie nicht an den Fernseher rankommen, der hoch an der Wand hängt. Da ich am größten bin, komm ich auf die Zehenspitzen gestellt an den Einschaltknopf, aber oh je, da läuft Bibel TV oder so etwas, wir wollen aber eine Unterhaltungssendung sehen. Der Mann hat natürlich wie alle jungen Leute ein super Smart Phone, mit dem man demnächst auch Staubsaugen und Kaffee kochen kann. Er sagt, »kein Problem ich funktioniere mein Handy als Fernbedienung um, wissen sie, welches Modell der Fernseher ist«. »Ja das habe ich gelesen, das steht unten auf einem Schild am Fernseher«. Nach dem er etwa 30 Minuten unter Fluchen versucht, sein Handy in eine Fernbedienung zu verwandeln, springt er auf einmal auf und schreit, ja, ja.

Man kann ihm das Glücksgefühl das in durchströmt an seiner mit Stolz gefüllten Brust ansehen. Und zack, können wir umschalten und uns die Sendung ansehen, danach sind wir müde und gehen zurück ins Zimmer. Der Mann versorgt seine Frau für die Nacht und ich gehe derweilen ins Bad die Zähne putzen, danach falle ich erschöpft in mein Bett und der Mann in den Lehnstuhl.

Nachts geht die Tür auf und die Nachtschwester kommt herein und sagt laut, was ist denn hier los. Ich, wie von der Tarantel gestochen, aus dem Schlaf gerissen, setze mich kerzengerade auf und sage zu ihr in einem festen Ton, der keine Widerrede erlaubt, »der Mann bleibt hier«! Dann erkläre ich ihr mit ein paar Worten, warum er da ist, sie versteht, was ich meine, dreht sich um und verlässt das Zimmer, mit den Worten ich habe nichts gesehen. Am nächsten Morgen wissen wir, warum er nie die Ärzte gesehen hat, sie kommen um sieben Uhr zur Visite. Sie sind etwas irritiert, dass er bereits so früh hier ist, aber er kann ja auch soeben gekommen sein. Es bleibt mit der Nachtschwester unser gemeinsames Geheimnis, dass er hier übernachtet hat. Ich reibe mir die Augen, die Frau, die neben mir einen Tag wie tot gelegen hat, nicht ansprechbar, sitzt in Ihrem Bett und sagt, zu ihrem Mann »wann gehen wir denn nach Hause«.

»Sehen Sie, es waren nur die Medikamente, weshalb meine Frau, hier seit einer Woche liegt, als sei sie schon tot. Zu Hause braucht sie auch keinen Katheter, ich setze sie rechtzeitig auf den Topf und sie braucht auch keinen Zugang für Flüssigkeit, ich gebe ihr ausreichend zu trinken«. Bei der Visite verfügen die Ärzte, dass ein Mitarbeiter kommt der alle Hilfsmittel, die das Ehepaar benötigt, aufschreibt und bestellt. Die Tür geht auf, die Tochter kommt mit einem Mann herein, ich denke, sie will Ihre Mutter abholen. Mit einem Mal erkenne ich den netten Mann nicht mehr, der mit mir die Nacht verbringt, er schreit die beiden an, »da hat der Tischler das Loch gelassen.

Ihr habt euch all die Jahre nicht um eure Mutter gekümmert und jetzt wo es was zu erben gibt, kommt ihr hier angekrochen«. Wie ich später erfahre, ist der Mann der Sohn. Mit hochrotem Kopf verlassen beide das Zimmer, der Ehemann ist nun verständlicherweise sehr aufgebracht, seine Frau beruhigt ihn mit den Worten, ach lass doch. Es ist für alle beteiligten eine unschöne Situation. Die Oberärztin sagt mir, »wir legen heute Vormittag die Drainage«, und verlässt schnell das Zimmer. Die Tür zum Flur bleibt offen und wir hören, wie eine Krankenschwester den Auftrag bekommt einen liegend Krankentransport zu bestellen, das macht sie dann auch.

Zum Frühstück habe ich dann großen Hunger und brauche mehrere Brötchen, 2 Kaffee und frühstücke danach erst einmal mit dem Mann. Seine Frau will nichts Essen, in der Nacht hörte ich, wie er den großen Keks verspeist, den ich ihm gab. Dann kommt der Krankentransport, natürlich mit einem Stuhl es ist wirklich zum junge Hunde kriegen, wir haben laut und deutlich gehört wie die

Krankenschwester am Telefon sagt, bitte einen liegend Transport. Jetzt müssen sie erst wieder 15 Stockwerke runter um das Bett zu holen, bei den überfüllten Fahrstühlen dauert das lange.

Als es losgeht, verabschiedet sich der Mann überschwänglich bei mir und dankt mir tausend Mal, ich wünsche ihnen alles Gute und sie gehen nach Hause.

Es dauert nicht lange und sie bringen eine andere Patientin ins Zimmer mit einem dicken Verband am Kopf. Die Frau ist, wie ich später erfahre 74 Jahre alt, sie ist vor 3 Tagen wegen einem Aneurysma im Kopf operiert worden. Für ihr Alter ist sie eine gut aussehende lustige Frau und so beweglich dass es mir fast die Sprache verschlägt. Kurz flammt in meinem Kopf sowas wie Neid auf, frisch operiert, zehn Jahre älter und fit wie ein Turnschuh.

Was bin ich inzwischen für ein Jammerlappen geworden, kann kaum einen Fuß vor den anderen setzen, 8 Jahre lang wissen die Ärzte nicht warum meine Füße mich nicht tragen. Das Ding in meinem Rücken lässt mich nicht laufen, es verbreitet sich unheimlich, schleichend, schmerzhaft, lähmt meinen Körper. Die Oberärztin kommt zur Visite, sie sagte zu meiner Bettnachbarin, »sie brauchen sich keine Sorgen zu machen, bei Ihnen ist die Operation so gut verlaufen, dass sie alles ohne bleibende Schäden überstehen«.

Sie erklärt der Patientin, es sei ganz normal, dass nach solchen Operationen, Wortfindungsstörungen bestehen, das findet sich mit ein bisschen Übung wieder. »Körperlich sind sie ja fit und wir können sie bald nach Hause entlassen«. Darüber freute sie sich sehr. Wir haben uns gut verstanden und raten zusammen mehrere Rätsel, wenn sie was weiß, machen wir einen Freudentanz. Gegen 21:00 Uhr kommt der Stationsarzt ein weiteres Mal, jetzt mit einem netten Assistenzarzt um mir die Drainage zu legen. Er gibt mir eine örtliche Betäubung, diesmal lass ich mich nicht beirren und setze mich vornübergebeugt auf die Bettkante, mache einen Katzenbuckel, es gelingt ihm auf Anhieb, er ist drin im Nervenkanal. Er werkelt sehr lange an meinem Rücken, so dass ich frage,»Herr Doktor was machen sie denn da noch an meinem Rücken«, keine Antwort.

Ich warte einen Moment und frage dann abermals, es kommt keine Antwort. Es reicht mir jetzt, ich sage »Herr Doktor hinter meinem Rücken, wenn sie mir keine Antwort geben, stehe ich jetzt auf«. Da ergreift der Assistenzarzt das Wort und erklärt mir, dass der Arzt, einen dünnen Drainageschlauch befestigen muss. Über den der Liquor in ein Auffangröhrchen tropft, das mit einer in 10 ml-Schritten aufgedruckten Maßeinheit versehen ist. Wenn der Behälter voll ist, soll ich mit einem Mechanismus, der an dem Schlauch ist den Durchlauf stoppen und das Röhrchen in einen Beutel entleeren.

Dann den Mechanismus wieder öffnen, na eben eine Dauerdrainage.

Das ganze hängt an einem fahrbaren Ständer, mit dem ich zur Toilette kann. Dann meldet sich eine zaghafte Stimme hinter meinem Rücken, der Stationsarzt sagt, »ich muss mich konzentrieren und kann ihnen deshalb nicht antworten«.

Es dauert etwa eine Stunde, bis 20 ml in das Röhrchen tropften, alle Stunde muss ein Pfleger kommen und kontrollieren, dass nicht zu viel oder zu wenig ausläuft. Ein Zuviel, kann mich ins Jenseits befördern, folge dessen schlafe ich unruhig, ich starre in der Nacht häufig auf das Röhrchen. Ich bin sehr gespannt, ob ich wieder laufen kann, wenn die Untersuchung beendet ist, aber erst muss ich mindestens eine Stunde liegen, damit sich das Loch schließt und kein Liquor neben dem Schlauch ausläuft. An dem Liquorständer sind die Rollen sehr schwergängig, als wenn sie zu oft oder gar nicht benutzt werden. Als ich das erste Mal zur Toilette laufe, muss ich ordentlich an dem Ständer ruckeln, damit er sich in Bewegung setzt.

Zu diesem Zeitpunkt weiß ich noch nicht, dass sich dieses Spiel noch circa 20 Mal in der Nacht wiederholt. Ich male mir schon innerlich aus, wenn das Ergebnis so wie 2012 im Wilmersdorfer Krankenhaus ist, werde ich den Ärzten hier etwas vortanzen.

Schiss, habe ich vor den Bakterien die hier rumfliegen. Hier auf dem Flur sind sechs Zimmer, zwei Zimmer mit Stoppschild wegen Bakterien, unser Zimmer ohne, nächstes mit, die beiden Übernächsten ohne und der Rest der Station setzt sich so fort.

Der Toilettenmarathon zieht sich durch die ganze Nacht fort. Als ich nachts um drei völlig matt auf dem Klo sitze und auf meine Füße Starre, sehe ich zwei knochendürre Füße, wie ich sie ein Leben lang habe. Weiter oben muss eigentlich mein Busen sein, aber da sind jetzt zwei große Hautlappen.

Aber der absolute Schock kommt weiter unten, da liegt etwas, dass ich nicht gleich identifizieren kann, es sieht aus wie ein zusammengerolltes Handtuch.

Ich nehme dieses etwas in die Hand und schüttele es hoch und runter, oh Schreck, das ist mein Bauch, der nur noch aus einer Hülle besteht, ich habe überhaupt kein Wasser mehr in meinem Körper. Ich kann die Nacht mit dem holprigen Ständer, ohne wanken und ohne Rollator auf die Toilette gehen, als der Morgen graut, schlafe ich ein. Die Stationsärzte machen Visite, ich sage Ihnen, dass ich relativ sicher mit dem Ständer unterwegs bin, aber abschließend kann ich das erst beurteilen, wenn ich ohne das Gestell laufe. Nach dem Frühstück kommt noch eine Visite mit der Oberärztin, die mir eröffnet, dass wir im Laufe des Vormittags die Drainage ziehen. Sie hat schon gehört, dass ich jetzt besser laufen kann, aber nach Durchsicht meiner MRT Aufnahmen, kann man davon ausgehen, dass wir ein Symptom beseitigt, aber nicht die Ursache gefunden haben. Ich kann nach dem ziehen der Drainage und einer Ruhephase heute Abend nach Hause gehen. Äußerlich lasse ich mir nichts anmerken, aber innerlich bin ich zusammengeklappt, wieder kein Ergebnis. Ich warte, dass man mir die Drainage zieht und rufe meine Freundin Erika an, ob sie mich abends abholen kann, die genaue Zeit teile ich ihr noch mit.

Ich liege auf dem Bett und denke über das Ergebnis nach, dabei fällt mir auf, dass ich eigentlich in der falschen Abteilung bin, ich brauche jemanden für den Rücken und nicht für den Kopf. Denn wenn sie etwas Aufregendes in meinem MRT vom Kopf gesehen haben, werde ich das sicher erfahren. Schließlich haben sie ja circa 200 ml Liquor abgenommen, damit können sie gleich prüfen, ob die multiple Sklerose schuld ist. Ich packe schon einmal meine Sachen, für die Entlassung. Ab und zu gehe ich auf den Flur und schau nach, ob die Ärztin endlich kommt, um die Drainage zu ziehen.

Als ich wieder ins Zimmer komme, hat sich meine Bettnachbarin, des Kopfverbandes entledigt. Eine riesen Narbe klafft auf Ihrer Stirn, der Schnitt verläuft von der rechten Schläfe über die Stirn in Höhe des Haaransatzes, bis zur linken Schläfe. Drei Tage nach der Operation sieht das nicht wirklich schick aus. Aber der Verband ärgert sie schon alle Tage, weil er zum Teil über die Haare geklebt ist, er liegt nun zur Strafe im Papierkorb.

Durch die Wortfindungsstörungen ist sie sehr misstrauisch und ich kann Ihr unter keinen Umständen sagen, dass ein neuer Verband vonnöten ist. Ich sage zu ihr, ich sehe schnell mal nach der Ärztin, ich gehe zur Krankenschwester und erzähle ihr das mit der Bandage. Aber ich betone ausdrücklich, sie darf mich nicht verraten, das werde mir meine Zimmernachbarin niemals verzeihen. Wenig später kommt die Krankenschwester ins Zimmer, sie tut erstaunt, dass der Verband weg ist, sie bestimmt, dass die Wunde neu verbunden wird.

Ich warte immer noch auf die Ärztin, die bereits am Vormittag kommen will, sie erscheint aber erst um 18.00 Uhr um die Drainage zu ziehen, diese Situation zerrt an den Nerven. Erika ist schon da um mich abzuholen, sie muss der Ärztin zu Diensten sein und die sterilen Utensilien ohne Handschuhe auspacken, da die Ärztin nur zwei Hände hat.

Sie zieht die Drainage, aber sie hat kein örtliches Betäubungsmittel dabei, sie fragt mich, ob sie ohne Betäubung Nähen kann. Ich willige ein es sind nur zwei Stiche, das halte ich aus. Dann sagt sie zu mir, dass ich erst am Samstag nach Hause gehen kann, weil sie den vorläufigen Bericht noch nicht schreiben konnte. Ich finde das zwar doof, da Erika mich ja mitnehmen soll, aber Ich willige ein bis Sonnabend zu bleiben. Auf irgendeine Art und Weise, verspüre ich Mitleid mit der Ärztin, denn sie versichert mir glaubhaft, dass sie mich ohne Entlassungsbericht, nicht entlassen darf.

Am Samstag ist die Station verwaist, mit Müh und Not finde ich eine Schwester, die mir die Auskunft gibt, dass die Ärztin nicht im Dienst ist. Ich wurde belogen, denn ich bin mit der Ärztin für heute verabredet, sie kann mich ja nur mit dem Bericht entlassen. Verwirrt frage ich an der Anmeldung nach meinem vorläufigen Arztbericht, die Krankenschwester meint, den hat sie nicht. Nach langem Suchen finde ich einen diensthabenden Arzt, der mir versichert, dass er keinen Zugang zu meinen Unterlagen hat. Ich frage ihn, ob es üblich ist, die Krankenunterlagen mit nach Hause zu nehmen um sie in Heimarbeit zu bearbeiten. »Schauen sie bitte in den Computer da ist meine Krankenakte drin«, was er dann auch macht. Er versichert mir, dass der Bericht noch nicht geschrieben wurde. Da ich am Vortag die Auskunft erhalte, dass ich am nächsten Tag nach Hause kann, melde ich mich offiziell bei dem Arzt ab.

Am Freitag bekomme ich schon einen Laufzettel für die Radiologie, um mir meine mitgebrachte CD abzuholen. Wie ich zuvor bereits berichtet dauert es bis ich mit dem Fahrstuhl in der Abteilung ankomme.

Es ist gespenstisch, die Gänge sind leer und verwaist, kein Mensch ist zu sehen, es ist wie ausgestorben. Da ich mich hier auskenne, gehe ich bis zum Schwesternzimmer, niemand ist zu sehen, ich stolper mit meinem Rollator durch die Flure auf der Suche nach Personal, leider vergeblich.

Inzwischen kann ich kaum noch einen Fuß vor den anderen setzen, als ein Mann im weißen Kittel den Gang entlang kommt. Er mustert mich und spricht mich an »was machen sie denn hier«, ich erkläre ihm, dass mich die Station hier herunterschickt, um meine CD zu holen, denn ich werde heute entlassen.

Kopfschüttelnd nimmt er ein Handy aus seiner Kitteltasche und ruft oben auf der Station an. Er schimpft, » wie können sie denn die Patientin hier herunterschicken, in dem Wissen, dass hier am Wochenende, niemand ist.

Die Patientin ist kaum lauffähig, da hätten sie selbst runter gehen müssen«. Ich bedanke mich bei Ihm und gehe zurück auf die Station, um meine Sachen zu holen.

Mit meiner Freundin Erika die mich schon am Vortag abholen will, verlasse ich dann die Klinik Richtung Heimat. Am 13. März bekomme ich telefonisch die Auskunft, meine Krankenakte ist bereits im Archiv.

In der Akte sind noch meine mitgebrachten MRT Aufnahmen von der Lendenwirbelsäule, die ich während der Behandlung zur Verfügung stelle. Ich benötige den vorläufigen Bericht und die MRT Aufnahmen für die Weiterbehandlung beim Arzt, es müssen ja noch die Fäden gezogen werden. Leider ist bis Juli 2017 kein endgültiger Untersuchungsbefund bei mir eingetroffen.

Dieser Befund ist aber wichtig zur Eingrenzung der möglichen Ursachen für meine Beschwerdesymptomatik. Bei einer Symptom Besserung durch die Liquor-Drainage sind mehre Diagnosen möglich.

Die multiple Sklerose kann ursächlich sein, der Gehirndruck oder Probleme an der Wirbelsäule und vielleicht noch andere Krankheiten, die mir für diese Symptome nicht bekannt sind. Wie auch immer, ich muss den Professor anschreiben und den Bericht anfordern.

Genau deshalb brauche ich bereits acht Jahre um den Beschwerden einen Namen zu geben, ich trete auf der Stelle ohne die Hilfe der Mediziner. Kein Arzt fühlt sich verantwortlich, sie rühren nur in Ihrer eigenen Suppe, weil ihnen noch die Zutaten fehlen, werden sie zu keinem zufriedenstellenden Ergebnis kommen.

# Darmspiegelung

Bereits seit dem Jahre 2014 bestehen immer an der gleichen Stelle Schmerzen beim Abführen, ich muss deshalb zur Darmspiegelung. Ich verfüge weder über Durchfall noch Verstopfungen oder Blut im Stuhl, es bestehen aber starke Schmerzen beim Abführen. Mein Problem ist wie immer, dass ich keine Sedierung, wegen meiner Allergien erhalten kann. Bereits 2014 bei einer virtuellen Koloskopie, habe ich heftige Schmerzen beim Einblasen der Luft in den Darm, ich denke, das ist normal. Heute weiß ich dem ist nicht so! Bereits beim Abführen am ersten Tag, habe ich wehenartige starke Schmerzen, die sich genauso äußerten wie damals als die Luft eingeblasen wird. Aufgrund der damaligen Schmerzen sehe ich dem Eingriff mit gemischten Gefühlen entgegen, nicht unbedingt Angst, aber doch ein ungutes Erwarten erfasst mich. Ein netter und einfühlsamer Arzt führt diesen Eingriff durch. Ich muss mich unten rum nackig machen, ich bekomme eine schicke kurze Hose an, die an der Seite und hinten offen ist. Die Hose hat keinen Verschluss, ich muss den Bund zusammenhalten, damit sie nicht auf meine Knöchel rutscht. Der Schlauch wird in den Darm eingeführt, ich bin erstaunt, kein Schmerz ist zu spüren. Die erste Kurve, ein leichtes drücken, dann die nächste Kurve, wieder leichtes drücken. Eine Krankenschwester sitzt vor meinem Bauch und hilft, indem sie gegen den Bauch drückt, den Schlauch um die Ecke zu biegen. Nach einem kurzen Stück direkt vor der dritten Biegung, durchzuckt mich ein starker Schmerz, ich versuche ihn wegzuatmen. Es gelingt mir nicht, den Schmerz zu ertragen, der Arzt bricht ab und sagt, es habe keinen Sinn, er möchte mich nicht verletzen.

Es muss noch einmal eine virtuelle Koloskopie gemacht werden, um den Darm vollständig einsehen zu können. Er schreibt, mit dieser Empfehlung gleich den Bericht. Am nächsten Tag rufe ich bei der Krankenkasse an, ich frage ob sie die Kosten für den Eingriff übernehmen. Der Sachbearbeiter sagt, dass wisse er nicht, ich soll die Anfrage schriftlich bei der Krankenkasse in Hamburg einreichen.

Ja, genau dieser Umstand führt dazu, dass es nur noch eine Frage der Zeit ist, bis die Filialen schließen, da alles zentral von Hamburg aus gesteuert wird. Ich frage mich ernsthaft, weshalb wir noch Zweigstellen haben, sie bearbeiten doch nichts mehr, sondern sind nur noch die telefonische Auskunftstelle. Es ist schrecklich, entweder man hat Musik im Ohr, es nimmt niemand ab und eine Stimme ertönt: »Rufen sie bitte zu einem späteren Zeitpunkt noch einmal an«.

Dann aber gehen die Sachen sowieso in die Zentrale. Ich schicke meine Anfrage mit folgenden Inhalt an die Krankenkasse:

»Am 27.06.2017 wird bei mir wegen starker Schmerzen beim Stuhlgang, eine Darmspiegelung durchgeführt. Da ich eine multiple Medikamentenallergie habe, kann ich keine Sedierung erhalten. Bei der Spiegelung treten so starke Schmerzen auf, dass der Arzt die Untersuchung abbricht. Er empfiehlt zur Abklärung der auftretenden Schmerzen, eine virtuelle Koloskopie durchführen zu lassen. Da diese Untersuchung keine Kassenleistung für gesetzlich Versicherte ist, bitte ich sie, die Kosten für die Untersuchung zu übernehmen«.

Die Antwort erhalte ich innerhalb von drei Tagen.

»Eine Kostenübernahme für die von Ihnen beantragte virtuelle Koloskopie ist leider nicht möglich. Als Mitglied unserer Krankenkasse (Name entfernt) können sie sicher sein, die medizinisch notwendigen und sinnvollen Leistungen zur Sicherung Ihrer Gesundheit als Vertragsleistung zu erhalten.

Dabei vertrauen wir nicht nur auf herkömmliche Methoden, sondern stehen auch neuen Behandlungsmaßnahmen aufgeschlossen gegenüber. Dies gilt insbesondere, wenn vertragsärztliche Methoden bereits ausgeschöpft wurden. Der Gesetzgeber hat uns jedoch verpflichtet, sicherzustellen, dass Qualität und Wirksamkeit neuer

Behandlungsverfahren dem allgemeinen anerkannten Stand der medizinischen Erkenntnisse entsprechen. Verfahren, deren Wirksamkeit nicht ausreichend bewiesen sind, sind von der Kostenübernahme ausgeschlossen. Der vom Gesetzgeber eingesetzte gemeinsame Bundesausschuss von Ärzten und Krankenkassen beurteilt neue Verfahren und Therapien unter Berücksichtigung aller medizinischen Erkenntnisse auf ihren diagnostischen und therapeutischen Nutzen. Weil die Wirksamkeit für das von Ihnen beantragte Verfahren nicht durch eindeutige wissenschaftliche Studien bewiesen ist, wurde die Methode vom gemeinsamen Bundesausschuss nicht anerkannt. Die gesetzlichen Krankenkassen dürfen deshalb für diese Methode keine Kosten übernehmen«.

Inzwischen finde ich heraus, dass es in Berlin drei Behandlungszentren für die virtuelle Koloskopie gibt, eins in Steglitz, wo ich bereits im Jahre 2014 war, eins in Zehlendorf und in der Charité.

Heute unterhalte ich mich, mit einer Kundin auf meiner Arbeitsstelle, über diese Sache. Sie erzählt mir, ihre Freundin, kann nach einer Darmkrebsoperation keine herkömmliche Koloskopie mehr machen und sie geht als gesetzlich Versicherte seit Jahren bis heute in die Charité zur virtuellen Koloskopie.

Ich habe jetzt Widerspruch gegen die Entscheidung bei der Krankenkasse eingelegt. Mit dem Bescheid vom 20.07.2017 lehnen sie die Kostenübernahme für eine virtuelle Koloskopie ab. Der behandelnde Arzt, der die Darmspiegelung abbricht, hat mir als weitere Therapie die Empfehlung gegeben eine virtuelle Koloskopie durch führen zu lassen. Die Darmspiegelung wird ab einem bestimmten Abschnitt, der wahrscheinlich meine Beschwerden verursacht, wegen zu großer Schmerzen abgebrochen. Bis dahin ist die Untersuchung völlig schmerzfrei. Da bei mir in der letzten Zeit, mehrere solcher Untersuchungen durchgeführt werden, die ich alle ohne Sedierung problemlos durchhalte, muss hier eine andere Lösung her. Ich schreibe an die Kasse: » Wegen meiner multiplen Allergien ist es mir nicht möglich, eine Sedierung zu bekommen.

Ich rufe in der 28.Woche die Charité an, dort erhalte ich die Auskunft, ich habe Pech, das die Leistung am Vortag aus dem Leistungskatalog für Kassenpatienten gestrichen sei. Es können nur Privatversicherte oder Selbstzahler die Untersuchung bekommen. Verwundert bin ich darüber, dass die Untersuchung der Charité plötzlich keine vertragsärztliche Leistung mehr ist.

In Ihrem Schreiben vom 20.07.2017 teilen Sie mir mit – ich zitiere: »Sie vertrauen auf herkömmliche Methoden, sind aber auch neuen Behandlungsmethoden gegenüber aufgeschlossen. Dies gilt besonders, wenn vertragsärztliche Methoden bereits ausgeschöpft wurden. Ich habe wegen der Schmerzen und den Allergien keine andere Möglichkeit diese Untersuchung durchführen zu lassen und habe alle vertragsärztlichen Methoden ausgeschöpft«. Ich bitte Sie, Ihren Bescheid noch einmal zu überprüfen«.Jetzt bin ich gespannt, wie die Kasse sich entscheidet. Ich frage mich, wie viel Kompetenz haben den die Ärzte heute noch. Das die Kassen gegen den Rat des Arztes, einfach festlegt, was sie bezahlen und was nicht.

Da müssen sich die behandelnden Ärzte doch wie Hampelmänner vorkommen, wenn ihre verordneten Behandlungen, einfach vom Tisch gewischt werden.

Stellungnahme der Krankenkasse am 20.09.2017 gegen meinen Widerspruch, sie haben jetzt den medizinischen Dienst mit einbezogen (MDK) und erläutern mir die Ablehnung mit folgendem Text.

Die Stellungnahme des MDK liegt uns nun vor. Demnach sind die medizinischen Voraussetzungen nicht erfüllt. Zur Diagnostik von rezidivierenden linksseitigen Bauchschmerzen steht als vertragliche Leistung unverändert die Koloskopie unter Narkose zur Verfügung. Sofern hierdurch keine hinreichenden Erkenntnisse zu gewinnen sind, ist die Durchführung einer Röntgenkontrastuntersuchung des Dickdarms möglich. Bitte überlegen sie, ob sie den Widerspruch zurücknehmen. Meine Erwiderung auf dieses Schreiben: Ich halte meinen Widerspruch gegen den Bescheid vom 20.07.2017 aufrecht, da ich davon ausgehe, dass Ihnen meine gesamten Krankenunterlagen vorliegen. Dem scheint nicht so, denn sie haben in ihrer ablehnenden Entscheidung, eine Vollnarkose vorgeschlagen. Ich kann wegen meiner angegriffenen Lunge seit Jahren keine Vollnarkose mehr vertragen, abgesehen von meinen multiplen Medikamentenallergien.

Bei fünf Operationen, die ich seit 2012 durchstehen muss, werden drei in spinaler Anästhesie und zwei in LA ohne Sedierung durchgeführt, keiner von den Narkoseärzten hat grünes Licht für eine Vollnarkose gegeben. Deshalb ist Ihr Vorschlag eine Darmspiegelung in Vollnarkose durchzuführen für mich keine Option. Über die Möglichkeit, den Darm zu röntgen, fehlt mir bisher die Kenntnis einer solchen Untersuchung. Die virtuelle Koloskopie oder den Darm zu röntgen, ist die einzige Möglichkeit, ohne mich gesundheitlich zu gefährden.

In der Anlage übersende ich ihnen die OP-Berichte und Narkose-Protokolle, eine CD mit meinen Lungenröntgenbildern und einer CT – Aufnahme. Ich bitte Sie, die Entscheidung, noch einmal zu überdenken.

## Aktuelle Beschwerden 10

Es ist eine furchtbare Nacht, ich muss früher als sonst ins Bett, weil meine Füße so ungemein schmerzen, dass ich es kaum ertrage. Meine Füße sind eiskalt, ich denke, wenn ich wo gegen stoße fallen sie ab und zerbersten in tausend kleine Eiskristalle.

Ich liege bereits eine Stunde im Bett, die Kälte geht bis eine Hand breit übers Knie. Ich wackle jetzt mit den Zehen, ziehe die Fußspitzen nach oben und in die Gegenrichtung. Ich bin der festen Überzeugung, das kalte in meinen Beinen ist Lymphflüssigkeit oder Gewebewasser. Nachdem ich eine Weile mit den Füßen wackle, geht es los, ich muss im 20 Minuten Takt zur Toilette.

Das mit den Füßen und Zehen wackeln, ist ähnlich einer Lymph-drainage, die den Abfluss der Lymphe anregt. Am nächsten Morgen sind die Füße warm, ich muss nicht mehr aufs Klo gehen, die Schmerzen sind auch weg. Seit circa 2 Jahren habe ich täglich diese schmerzhaften Wasseransammlungen in meinen Beinen.

Nach der Lymphdrainage bei der Physiotherapeutin sind sie wieder dünn, aber nur bis zum nächsten Tag. Am letzten Wochenende im September 2017 geht es mir schlecht, ich kann mich kaum bewegen, raffe mich aber am Montag auf zur Arbeit zu fahren. Bereits nach der ersten Kundin breche ich ab und muss wieder nach Hause fahren, ich sinke ins Bett und schlafe 12 Stunden am Stück.

Der nächste morgen, ist ein Feiertag, ich muss im Grunde nicht aufstehen, aber meine Blase schreit, steh auf. Ich kann mich kaum aufrappeln, strecke die Füße aus dem Bett und will aufstehen, ich habe keine Kraft mich aus dem Bett zu lösen. In meiner Verzweiflung rufe ich Erika an, sie kommt sofort vorbei. Sie zerrt mich aus dem Bett, aber ich kann mich nicht auf den Beinen halten, ich bin zu schwach.

Nach etlichen Anläufen schafft Sie es mich auf den Rollator zu setzen und schiebt mich bis vor die Toilette, mit Müh und Not kann ich den Klositz erklimmen, gleiches Prozedere zurück ins Bett. Nachdem sie mich mit Essen und Trinken im Bett versorgt hat, schaut sie mich an, »was hast du denn da an deinem Auge«. Eine Schwellung ist unter meinem Auge, es sieht aus, wie nach einem Fausthieb, ein blaues Auge, auch die Wange ist geschwollen.

Mir ist, als wenn ich eine Lungenentzündung bekomme, mein Körper ist kochend heiß, nach dem Messen bestätigt sich der Verdacht 39,5 Grad.

Ich rufe den Notarzt! Eine nette Ärztin verschreibt mir nach der Untersuchung, mein original Ciprobay ohne Debatte, nach dem ich ihr mitteile, dass ich Allergikerin bin. Erika bleibt in der Nacht bei mir, sie muss aber am nächsten Tag zur Arbeit, ich kann durch

216

das Antibiotikum wieder mit dem Rollator, zur Toilette gehen. Mein Zahnarzt und mein Hausarzt sind im Urlaub, ich rufe meine Krankenkasse an und frage, ob ich einen Krankentransport haben kann. Ich wohne gegenüber einer Universitätsklinik, schaffe es aber nicht selbständig bis zum Taxi oder mit meinem Auto zu fahren. Der Angestellte teilt mir mit, dass es ihm egal ist, wie ich dahin komme und mir die Möglichkeit offen steht die Feuerwehr zu rufen. Ich überlege, dass es in Kreuzberg eine Krankentransportfirma gibt, dessen Name mir spontan einfällt. Ich frage dort telefonisch an, ob man mich in die gegenüberliegende Klinik fahren kann.

Es ist kein Problem, ich kann mit ihnen eine Zeit ausmachen, zu der sie mich abholen. Der Transport kostet pro Fahrt 6,76 Euro, da ich von der Zuzahlung befreit bin, benötige ich nur die Krankenkassenkarte, das gilt nur für die Erste Hilfe. Einen normalen Krankentransport muss die Kasse genehmigen.

Dort angekommen werde ich zu meinen Beschwerden befragt, anschließend wird meine Lunge geröntgt. Eine Lungenentzündung habe ich nicht und ich werde in die Erste Hilfe der Kieferchirurgie gebracht. Es ist erstaunlich leer in der Rettungsstelle, es ist erst 17:00 Uhr, mit mir stehen in Warteschleife drei andere Patienten, aber es dauert wieder ewig, bis ich aufgerufen werde.

## Erneute Eiterung in der Kiefernhöhle

Bei einer Sichtkontrolle meines Kiefers drückt der Arzt auf die schmerzende Stelle am Zahnfleisch und schon läuft Eiter aus dem Kiefer. Ich muss erst ein CT und eine Röntgenaufnahme machen lassen. Stunden später ruft der Arzt mich in den Behandlungsraum, ich schaue ihm über die Schulter, er sieht sich meine Röntgenaufnahmen an. Ich kann sehen, dass der Eiter von dem vorhandenen Implantatim Kiefer ausgeht, dass der Arzt bei der Operation vor einem Jahr entfernen sollte. Es ist ein rezidiv entstanden und das muss wieder operiert werden, er muss mein Zahnfleisch aufschneiden, und mir eine Lasche einlegen, durch die der Eiter aus, der Kiefernhöhle gespült wird. In weiser Voraussicht habe ich den OP-Bericht vom letzten Jahr mitgebracht, damit ich der Diskussion aus dem Wege gehe, erklären zu müssen warum ich keine Vollnarkose und keine Sedierung erhalten kann.

Der Arzt wundert sich kein bisschen, dass in dem Bericht steht, das Implantat ist entfernt worden, aber er kann es doch auf der Röntgenplatte sehen. Gerne würde ich ihn Anschreien, ihm sagen »machen sie die Augen auf, das Implantat ist vorhanden, der Bericht ist falsch. Durch diese falsche Behandlung habe ich wieder Eiter im Kiefer«.

Jeder Arzt weiß, wenn sich an einem Implantat Eiterbakterien einnisten, egal wo im Körper, reicht es nicht, die Wunde zu öffnen und den Eiter auszuspülen. Das Implantat muss entfernt werden, weil sich in der Rauheit der Oberfläche der Implantate die Eiterbakterien einnisten. Anschließend muss mit dem entsprechenden Antibiotika, die Eiterung bis zur völligen Ausheilung bekämpft werden, um im Anschluss zum Beispiel, ein neues Kniegelenk einzusetzen.

Als er mir die Betäubungsspritze setzen will, stockt er in der Bewegung, in Richtung meines offenen Mundes, knickt die Spritze auseinander, in der die Patrone mit dem Betäubungsmittel liegt. Er geht zum Medizinschrank, nimmt eine andere Patrone heraus und setzt diese in die Spritze ein. Alle Alarmglocken klingeln bei mir, ich frage ihn, »was haben sie denn jetzt ausgetauscht«?

Ich möchte die Patrone sehen und setze, meine Brille auf, er gibt mir die Patrone, ich lese den Aufdruck, es handelt sich um das richtige Betäubungsmittel. Zum Glück bin ich aufmerksam, ihm fiel im letzten Augenblick ein, dass er das falsche Mittel in der Spritze hat. Um 24:00 Uhr schneidet er meinen Kiefer auf und legt die Lasche zum Spülen ein. Anschließend schreibt er den Bericht, mit der

Empfehlung zur weiteren Wundversorgung. Fünf Tage lang muss die Wunde gespült werden, ansonsten das weitere Prozedere nach solchen Operationen. Ich verlasse mit Erika zusammen das Krankenhaus und sie fährt mich nach Hause.

Am nächsten Tag rufe ich in der Kieferambulanz an und frage, ob ich zum Spülen vorbeikommen kann, die Angestellte verneint, mit der Begründung, die Sprechstunde ist überfüllt. Ich schildere ihr mein jetziges Problem, alle meine behandelnden Ärzte sind im Urlaub, ich habe niemanden zum Spülen. Sie lässt sich erweichen und gibt mir einen Termin für den nächsten Tag um 8:00 Uhr. Sie brauchen aber eine Überweisung, ohne können wir sie nicht behandeln. Ich fahre trotzdem zur Ambulanz und bitte sie mir den Kiefer zu spülen. Die Angestellte ruft in der Ersten Hilfe an, ich schicke euch Frau Winter zum Spülen rüber.

Dort angekommen schreit mich die diensthabende Ärztin an, wir sind die Rettungsstelle und nicht zum Spülen da. Ich bin nicht aus freien Stücken hier, ihre Kollegin aus der Ambulanz hat mich hier rüber geschickt, sie hat zuvor mit ihnen telefoniert. Sie lässt mich zwei Stunden schmoren, jedes Mal wenn sie an mir vorbeiläuft, meckert sie.

Dann werde ich aufgerufen, sie platziert mich auf einen Zahnarztstuhl, sie hat den Bericht vom Vortag dabei. Mit einer Kanüle versuchte sie auf der linken Kieferseite zu spülen, pikst mich mit der Kanüle auf der falschen Seite.

Ich sage, es ist die andere Seite, ich habe in dem Bericht schon gelesen, dass die falsche Seite angegeben wird. Ich gehe wieder nach Hause, so wird das nichts, ich verlasse das Krankenhaus. In meiner Verzweiflung rufe ich bei meinem HNO-Arzt an, ich frage, können sie mir die Kieferhöhle spülen. Nein das kann er nicht, da muss ich zu den Fachleuten in die Klinik. In der Vergangenheit haben die Hals-Nasen-Ohren-Ärzte mindestens die Stirnhöhle gespült, ich verstehe die Welt nicht mehr, niemand fühlt sich zuständig. Aber ich brauche zumindest die Überweisung, ich rufe den

Vertretungsarzt meines Hausarztes an, der fühlt sich auch nicht zuständig. Die Vertretung meines Zahnarztes ist in Zehlendorf, zu weit entfernt dass traue ich mir noch nicht zu, ich bin zu schwach. Ich rufe die Lotsen der Krankenkasse an, alle Adressen und Telefonnummern, die sie mir mitteilen, lehnen die Behandlung und die Überweisung ab.

In meiner Verzweiflung wähle ich die Nummer meines Hausarztes, die Sprechstundenhilfe nimmt ab, Erleichterung durchströmt meinen Körper, ich benötige eine Überweisung, sie händigen mir diese aus. Am nächsten Morgen in der Kieferambulanz, empfängt mich ein Arzt mit den Worten, wir operieren sie morgen in Vollnarkose und entfernen Ihnen das Implantat. Kein Wort hat er darüber verloren, dass es laut OP-Bericht bereits im letzten Jahr entfernt wurde. Diesmal lasse ich mein Aufnahmegerät laufen, wegen meiner Lunge und der Allergien, um mich nicht ständig zu wiederholen. Aber da fällt ihm auf, das an einem Überkronten Zahn ein Abszess ist, das muss mein Zahnarzt erst in Ordnung bringen, bevor sie operieren, er zerreißt den Aufnahmebogen. Ein Fehler jagt den anderen, im Bericht steht auch das sie, den Eiter bei der Operation 2016 am Zahn 13 und 14 entfernt haben, in Wirklichkeit ist es aber der Zahn 14 und 15.Ja, da werden ellenlange Berichte geschrieben, bei dem die Tatsachen vertauscht werden und niemand liest sie. Da wundert es mich nicht, eines Tages mit einem Zettel am Zeh, in einer Kühlbox zu verweilen, um anschließend, verbrannt und beerdigt zu werden. Sicher steht in dem Bericht natürliche Todesursache, niemand prüft das nach, warum auch, die Berichte stimmen auch bei lebenden Personen nicht. Ich gehe zu meinen Zahnarzt, der inzwischen aus dem Urlaub zurück ist, er schickt mich zu einem Kieferchirurgen, da vermutlich die Wurzelspitze gekappt werden muss. Ich bin öfter bei dem Chirurgen gewesen, um mir Weisheitszähne entfernen zu lassen, da mein Zahnarzt das nicht macht. Der Arzt schickt mich wieder zu meinen Zahnarzt, er soll erst eine Wurzelkanalbehandlung machen, weil die Krankenkasse sonst nicht die Kosten für die Kappung der Wurzelspitze übernimmt.

Bevor ich die Praxis verlasse, frage ich den Chirurgen, dem ich vertraue, können sie mir das Implantat entfernen. Ja, sagt er, das kann er, aber die Entfernung des Implantats ist keine Kassenleistung, dafür muss ich ihnen 85,- Euro in Rechnung stellen, die Operationskosten übernimmt die Kasse.

Fazit, die Krankenkasse zahlt mir die Operation in der Universitätsklinik, mit fünf Tagen Krankenhausaufenthalt und einem Anästhesieteam im Standby, zur Entfernung des Implantats. Aber wenn ich das ambulant in der Praxis durchführen lasse, zahle ich die Implantat Entfernung selbst.

Tut mir leid, dafür habe ich kein Verständnis, trauen sie dem Arzt in der Praxis das nicht zu, oder warum wollen sie lieber mehr Geld ausgeben.

Im Dezember 2017 schreibe ich den Prof. der kieferchirurgischen Abteilung der Universitätsklinik mit nachfolgendem Text an, damit er die fehlerhaften Berichte korrigiert.

Sehr geehrter Herr Prof. Dr. Dr. (Name entfernt)!

Ich benötige Ihre Hilfe! Am 20.07.2016 war ich stationär zur Kieferhöhlenrevision in Ihrem Hause, zur Entfernung eines einliegenden Implantates regio 17. Ich bin Risikopatientin und kann keine Vollnarkose oder Sedierung bekommen, deshalb wurde die Operation in LA gemacht. Während der Op, sagt der Chirurg zu mir, das Implantat ist eingewachsen und er belässt es im Kiefer. Leider ist der Bericht vom 19.07.2016 falsch, darin steht, dass das Implantat entfernt wurde und eine Kieferhöhlenrevision in regio 14/13 über MAV stattgefunden hat. Das Implantat in regio 17 ist noch vorhanden und die Revision fand an regio 15/14 statt, regio 13 ist noch vorhanden und stand nie zur Debatte. Postoperativ nach der OP am 20.07.2016 hat mir ihr damaliger Stationsarzt Dr. (Name entfernt) erklärt, dass immer der Nasengang mit gespült werden muss, um den Eiter zu beseitigen.

Ich musste immer vornübergebeugt mit einer Nierenschale in der Hand sitzen. Beim Spülen über die eingelegte Lasche floss die Kochsalzlösung dann über den Nasengang und die Mundhöhle ab. Diese Methode ist leider den anderen Ärzten nicht bekannt, wird infolge, dessen an Tagen an den der Stationsarzt nicht im Dienst ist, auch nicht durchgeführt.

Am 04.10.2017 suchte ich die Erste Hilfe in ihrem Hause auf, wegen einem Rezidiv, das durch das verbliebene Implantat entstanden ist.

In der ersten Hilfe legte mir der diensthabende Arzt, erneut eine Lasche ein. Was ist eine blutige pudrige Sekretion?

Die Wundkontrolle sollte mein Hausarzt übernehmen. Der Hausarzt und mein Zahnarzt sind zu diesem Zeitpunkt in Urlaub. Mein Versuch, über die Krankenkasse einen anderen Arzt zu finden, der die Nachsorge übernimmt, ist leider auch gescheitert. Ich bin daraufhin am 06.10.2017 wieder in die Erste Hilfe gegangen, mit der Bitte mir die Kieferhöhle zu spülen. Da in dem OP – Bericht vom 04.10.2017 Schmerzen im Oberkiefer links angegeben wurde, versucht die diensthabende Ärztin vergeblich, auf der linken Seite zu spülen, es ist aber die rechte Seite, nach dem Vorfall hat sie die Behandlung abgebrochen.

Auch in diesem Bericht wird wieder der falsche Zahn regio 13 für die Einlage der Lasche angegeben, richtig ist regio 14. In der Anamnese der Berichte steht »spontane Pneumonien«, richtig ist Spontanpneumothorax. Am 10.10.2017 in ihrer Hochschulambulanz wollte mich Dr. Dr. (Name entfernt) sofort stationär, zur Entfernung des verbliebenen Implantats regio 17 aufnehmen. Nachdem er mir ohne Spülung die Lasche entfernt hat, ist ihm aufgefallen, an dem Zahn regio 13 muss zuerst eine Wurzelkanalfüllung gemacht werden, bevor er mich operiert.

Es hat also keine postoperative Wundbehandlung stattgefunden. Es muss dringend die Kieferhöhle operiert werden.

Ich bitte Sie, bevor ich mich wieder unter das Messer begebe, die fehlerhaften Berichte zu ändern. In regio 15/14 sind die Implantate heraus geeitert und regio 17 ist noch vorhanden, auf den von ihnen gemachten CT-Aufnahmen ist klar ersichtlich, dass der Eiter von dem verbliebenen Implantat ausgeht.

Ich bitte Sie daher, dafür Sorge zu tragen, diese berichtigen zu lassen, da ich mich bei jedem weiteren Arztbesuch erst immer rechtfertigen muss. Nach Erhalt des korrigierten Berichts melde ich mich zur Operation an. Die Klinik hat sich mit mir telefonisch in Verbindung gesetzt und jeden Punkt mit mir abgesprochen, den sie ändern sollen. Inzwischen erhalte ich die Änderungen schriftlich, in dem sie alle Punkte geändert haben, außer dass sie das Implantat nicht entfernt haben. Ich habe den Arzt noch einmal angeschrieben und um Berichtigung gebeten.

# Kapitel 5 – Letztes Kapitel, dass keinen Titel trägt.

Mir ist inzwischen bewusst, dass unser Gesundheitssystem völlig im Arsch ist. Natürlich dümpelt Deutschland immer noch auf den oberen Rängen im Weltvergleich mit, aber nicht mehr ganz oben. Mit diesen Fallpauschalen hat sich die GKV (gesetzliche Krankenversicherung) keinen Gefallen getan. In meinem Fall gaben die Krankenkassen immer mehr Geld aus, als nötig ist. Ich werde zum Beispiel in einer Universitätsklinik stationär für eine Liquor Dauerdrainage aufgenommen, um herauszubekommen, warum ich nicht mehr laufen kann. Untersucht man nur den Gehirndruck, schaut aber nicht, ob die multiple Sklerose einen Teil dazu beiträgt.

Es wäre so einfach gewesen den Liquor hinsichtlich meiner Multiplen Sklerose zu untersuchen. Aber nein, wegen der Fallpauschale darf das Krankenhaus nur eine Krankheit diagnostizieren. Mehr bekommt die Klinik nicht bezahlt, sie können auf eigene Kosten die Untersuchung durchführen. Verständlicherweise ist das für das Krankenhaus nicht tragbar, Tätigkeiten auszuführen die nicht erstattet werden. Deshalb muss man mich wegen der multiplen Sklerose erneut stationär aufnehmen. Wie kann man denn verantwortungsvoll solche Verträge aushandeln, das ist doch eine Milchmädchen Rechnung. Da muss ich nicht studiert haben, das sagt mir mein normaler Menschenverstand. Zwei Krankenhausaufenthalte sind selbstverständlich teurer als einer! Welchen Sinn ergibt es, Patienten mehrfach stationär im Krankenhaus zu untersuchen, um auf eine Diagnose zu kommen.

Und genau da kommen wir wieder zu dem Punkt, den ich bereits wiederholt in meinem Buch erkläre. Solange die Ärzte nicht fachspezifisch übergreifend arbeiten dürfen, dümpelt jeder vor sich hin. Damit kann keine zufriedenstellende Diagnose gefunden werden.

Die Krankenkassen haben aus mir einen Dauerpatienten gemacht, anstatt einmal präzise zu suchen, woran ich erkrankt bin, um anschließend eine Behandlung einzuleiten. Merkt denn niemand, dass auch die Ärzte auf dem Zahnfleisch laufen und das zieht sich durch alle Fachrichtungen.

Ab Oktober 2017 wird den Arztpraxen die Arbeit aufgehalst, die Bescheinigung einer schwerwiegenden chronischen Erkrankung gem. § 62 SGB V, für die Befreiung von Zuzahlung auszustellen, diese Arbeit wurde bisher von den Krankenkassen getätigt. Der Leidtragende ist natürlich der Patient, aber das interessiert die GKV nicht. Ein besonders wunder Punkt für die GKV ist die Kostenlawine, die durch die Vielzahl an Pharmazeutika hervorgerufen wird.

Alle Ärzte verschreiben Medikamente, was das Zeug hält. Weil andere Alternativen zur Heilung oder Minderung der Beschwerden, keine Einnahmen bringen, ziehen die Ärzte diese Möglichkeit nicht in Betracht. Wenn ich mit meinen vielen Beschwerden zum Arzt gehe, will er mir in Unkenntnis meines Leidens, zuerst Medikamente verschreiben. Jedes Mal beäugt man mich wie ein Exot, wenn ich sage, ich kann wegen meiner Allergien keine Medikamente einnehmen. Ich falle sofort durch alle Raster, sie wissen nicht, was sie ansonsten mit mir machen sollen.

Notfalls verschreiben sie mir Krankengymnastik, da kann ich nur noch schreien, ich gehe bereits seit acht Jahren zweimal die Woche dort hin.

Meine lieben Ärzte mehr fällt euch dazu nicht ein, für was habt ihr studiert? Das ist unsere fortschrittliche Medizin im Jahre 2017? Ich vermute, dass ich trotz meiner schweren Leiden, immer noch lebe, verdanke ich den Allergien die mich plagen, meine Leber ist jedenfalls jungfräulich. Die Krankenkassen sind sofort von der Kostenlawine entlastet, wenn sie weniger Geld für Arzneimittel ausgeben und stattdessen die Entstehung von Krankheiten erforschen lassen.

Die man dann mit den bereits vorhandenen Medikamenten oder durch Operationen mildern oder heilen kann. Heute werden mehr Forschungen von der Pharmaindustrie finanziert, wie vom Staat.

Dabei umschleicht mich der Gedanke, dass dem Tür und Tor

geöffnet ist, Studien so zu leiten, dass sie größtmöglichen Profit bringen. Sinnvoller ist es, stattliche Forschungen zu fördern, z.B. jeder Patient zahlt freiwillig in der Apotheke, pro Medikament eine Summe x, die dann in die Forschung einfliesst. Wie oft haben Kunden in unserer Praxis geweint, weil sie überaus große Schmerzen haben, der Arzt ihnen immer wieder andere Tabletten verschreibt, die keine Linderung bringen.

Der größte Feind des Menschen ist der Verschleiß, da wir immer älter werden, sowie die Einsamkeit im Alter.

## Aktuelle Beschwerden 11

Ich bin so schwach, dass ich keine normalen alltäglichen Arbeiten, über einen längeren Zeitraum ausführen kann. Wenn ich Essen zubereite, muss ich mich nach jedem einzelnen Arbeitsgang, erst einmal ausruhen, ich bekomme unerträgliche Schmerzen im Rücken und in den Beinen. Mit schleifenden Beinen die sich nicht gerade auf den Boden stellen lassen und überaus großen Schmerzen im Lendenwirbelbereich, peile ich im Schneckentempo mit einem Spasmus im rechten Fuß, irgendeine Sitzgelegenheit an. Die Ausruhphasen werden immer länger und die Arbeitsphasen kürzer, bis zur völligen Unfähigkeit mich zu bewegen. Besonders unangenehm, ist der Schwindel, der mich immer umgibt, wenn ich mich in eine aufrechte Körperposition begebe. Inzwischen hat sich herausgestellt, dass ich einen Sturzschwindel habe, keinen Schwank- oder Drehschwindel, wie ich immer annahm. Deshalb klammere ich mich an den Rollator, um nicht zu stürzen. Mein Problem mit der Blase ist nicht, dass sie den Urin nicht hält. Sie verliert auch keinen Urin beim, Husten, Niesen, Lachen und auch nachts bleibt die Vorlage trocken, aber wenn ich merke, das ich muss, erreiche ich mitunter im Schneckentempo, nicht rechtzeitig das Klo. Immer wieder drücke ich mir die Stelle ab, die mich total in meinen Bewegungen lähmt.

Mein 14 Monate alter Enkelsohn ist mit meinem Sohn, meiner Schwiegertochter und seiner anderen Oma zu Besuch bei mir. Wir sitzen alle an der Erde und spielen mit ihm, ich bekomme so enorme Schmerzen, die mir nicht eine Sekunde mehr erlauben an der Erde zu sitzen.

Um nicht laut vor Schmerz zu schreien, komme ich schwerfällig in den Kniestand, krabble ins Badezimmer zum Klobecken, um mich daran mit der Hilfe meines Sohnes wieder aufzurichten. Erschrockene Gesichter starren mich an, das bekommt sonst niemand zu sehen, wie jämmerlich ich jetzt lebe. Ja da ist es wieder, ich kann diese Ereignisse auslösen, bei denen ich einen Nerv bedränge oder abquetsche. Leider weiß ich nicht, welcher Nerv diese Ereignisse auslöst, die Ärzte haben auch keine Erklärung dafür. Ich bekomme sofort geschwollene Füße, die mir unter Schmerzen verbieten, die Sprunggelenke abzurollen. Es fühlt sich an, als wenn diese verriegelt werden, ein wippen mit dem Fuß, wird durch den Riegel unmöglich. Ohne abrollen der Gelenke sieht das Laufen »monstermäßig« aus, das kenne ich aus Fantasiefilmen, wenn die »Untoten« die Gruft verlassen. Die Hautfarbe kommt dem auch sehr nahe, da ich mich fernab der Sonne aufhalte. Durch diese Flüssigkeitseinlagerungen entsteht ein Überdruck, der die Wirbelsäule und die Füße komprimiert, verbunden mit einem Sturzschwindel und Kopfschmerzen, die Drohen den Schädel zu zerbersten. Der Überdruck entsteht auch wenn ich zu lange stehe oder laufe.

Die Schmerzen in der Wirbelsäule werden bei jedem Schritt und jeder Bewegung so stark, dass ich mich zurücknehmen muss um nicht laut zu Schreien und in Tränen auszubrechen. Sicher kann ich Ibuprofen einnehmen, aber es hilft bei den Schmerzen nicht. Der Nerv bleibt gequetscht und deshalb ändert sich der Zustand nicht. Auch bei zu langem Sitzen schleichen sich des Öfteren diese Schmerzen in den Sprunggelenken ein. Abhilfe kann ich nur durch liegen erreichen.

Ich denke, ein Arzt müsste mich stationär ins Krankenhaus einweisen, mit der Bitte mich auf Herz und Nieren zu Überprüfen und den Ärzten detailliert mitteilen, an welchen Beschwerden ich Leide.

Nur im Ausschlussverfahren besteht die Möglichkeit, meine Krankheit zu entschlüsseln. Die bisherigen Untersuchungen hätten nur Sinn gemacht, wenn die Ärzte sich untereinander ausgetauscht hätten und die Puzzleteile eines jeden einzelnen Befundes, zu einem Ergebnis zusammengeführt hätten.

Bis Dezember 2009 habe ich gerne bei allen erdenklichen Aktivitäten im Schneidersitz an der Erde gesessen, mein jetziger Zustand verbietet mir das. Jahre lang irre ich durch den Ärzte-Dschungel, voller Hoffnung auf Heilung.

Meine Gedanken verlieren sich in dem Wirrwarr, der Arroganz, dem Nichtwissen der Ärzte, die Hoffnung verliert sich im Nebel des Dschungels. Mein Leben, so wie jetzt ist nicht erstrebenswert, leer, öde, unerträglich, schmerzhaft, einsam, elend, ausgegrenzt und ist deshalb nicht wirklich lebenswert.

Meine Fee ist sicher verstorben, sie würde mich retten und diese Situation mit ihrem Zauberpulver aufklären.

Alle Hebel, die ich bedienen will, habe ich aus den Augen verloren, bin am Ende der Leiter angekommen, höher geht es nicht hinauf. Man hat zwar, meinen Glauben an das Gute im Leben, meine Hoffnung zerstört, aber mir nicht den Verstand geraubt. Ich komme mir vor wie ein Vogel dessen Flügel am Boden liegen und der Kopf ist zwischen den Beinen. Ich kann den Himmel nicht mehr sehen, aber ich spüre den Herzschlag und so lange mein Kämpferherz schlägt, bin ich noch am Leben. Sollte sich der nicht lebenswerte Zustand, positiv ändern, schreibe ich die Auflösung in einem zweiten Buch. Wenn nicht werde ich in meinem nächsten Leben eine Wespe und pike alle Ärzte.

Ich möchte sie damit aufrütteln, sich zum Wohle des Patienten, gegen das bestehende Gesundheitssystem zu wehren. Fazit das Gesundheitssystem muss meiner Meinung nach, dringend überarbeitet werden, um den derzeitig unmenschlichen Umgang mit den Patienten, in erträgliche Bahnen zu lenken.

Die Patienten sind völlig überlastet, mit dem Zustand wochenlang auf einen Arzttermin zuwarten. Laut Aussage der Krankenkassen verfügen wir doch in Berlin, über eine flächendeckende ärztliche Versorgung. In einer Arztpraxis, sagt die Angestellte am Telefon, »wir können keine neuen Patienten mehr annehmen«. Das ist leider kein Einzelfall, sondern Gang und Gäbe. Aktuelles Beispiel eine Bekannte hat die Diagnose Lungenkrebs, sie wird aus dem Krankenhaus entlassen, weil die PET-Untersuchung zur Abklärung, ob der Tumor gestreut hat, erst Wochen später stattfinden kann. Ich denke, dass die Umstände für die Ärzte nicht besser sind. Nur die Ärzte können das ändern in dem sie Streiken und sich für eine bessere Versorgung ihrer Patienten einsetzen. Sie müssen sich auch für bessere Arbeitsbedingungen aussprechen und die Fallpauschalen bis zur Beseitigung dieser bestreiken, damit die oberflächliche Versorgung der Patienten aufhört. Es muss wieder ein vertrauensvoller Umgang zwischen Arzt und Patienten stattfinden, der auch zur Gesundung beiträgt.

Ich möchte meinem Leser wichtige Informationen mit auf den Weg geben: »Sich an die Achse e.V. zu wenden«, dort bekommt man Auskunft über alle brauchbaren Kontaktadressen, die ein Mensch mit seltenen oder unerkannten Krankheiten benötigt. Wenn Sie Überweisungen oder Verordnungen benötigen, rufen Sie bei ihrem Arzt an und lassen sie sich diese zuschicken.

Rezepte können sie gleich in ihre Apotheke schicken lassen und dort anrufen und fragen, ob man ihnen die Medikamente nach Hause liefern kann. Nur einmal im Quartal müssen sie zum Arzt um ihre Krankenkassenkarte durchziehen zu lassen. Ihnen stehen nach Krankenhausaufenthalten die Berichte zu, sollte ein Arzt ihnen diese nicht aushändigen, rufen sie im Krankenhaus an. Bitten sie um diesen Bericht unter Angabe ihrer Krankenkassenkartennummer und das Datum wann sie im Krankenhaus waren.

Dort können sie alle Berichte anfordern bis hin zum Narkoseprotokoll und auch die CDs vom. MRT, CT oder Röntgenaufnahmen. Immer wieder sehe ich dass sich kranke Patienten auf den Weg machen, um solche Aufgaben zu erledigen, sie kommen gar nicht auf die Idee, dass das auch telefonisch geht.

Viele Patienten wissen nicht, für welches Krankheitszeichen sie das Medikament bekommen und was diese bewirken, fragen sie bitte nach! Viele ältere Patienten verfügen nicht über einen Internetanschluss, da wäre es hilfreich wenn sich Menschen in ihrem Umfeld bereiterklären, wichtige Informationen für sie aus dem Internet zu besorgen. Nehmen sie nicht alles so hin, fragen sie nach! Dieses Buch wäre nie zustande gekommen, wenn ich nicht den Zuspruch von Verwandten, Freunden und vor allen Dingen, von meinen Kunden erhalten hätte, die mir Mut zusprachen, um durchzuhalten. Zwei Jahre habe ich recherchiert, um mein Buch zu schreiben, ich hatte von allem keine Ahnung. Nach weiß ich, wie vielen Überarbeitungen, Selbstzweifel und Schreibblockaden ist mittlerweile dieses Buch entstanden. Ich wollte kein Jammerbuch schreiben, aber bei so vielen Erkrankungen bleibt das leider nicht aus. Mein Kampf ist noch nicht beendet, deshalb berichte ich in meinem zweiten Buch wie es weiter geht.

## Spruch

Wollt ihr langes Leiden meiden, müssen sich die Wege scheiden, lasset die Ärzte links liegen bis ihr Wissen wird bewiesen.

Wenn Menschlichkeit und Wissen siegen, dann könnt ihr sie Aufheben die da links liegen und sie werden mit Euch gemeinsam die Leiden besiegen.

P.W.

# Danksagungen:

Ich danke in besonderen Maße »Professor Nektarios Sinis« in Berlin, für seinen überaus mutigen Einsatz, mir den Tumor zu Entfernen und mir dadurch einen Geraden Rücken zu bescheren.

Ebenso danke ich meinem Hausarzt »Dr. Lutz Habenicht« in Berlin, der wirklich alles im Rahmen seiner Möglichkeiten versucht hat um mich aus dem Dschungel zu befreien.

Ein fettes Dankeschön geht an meinen Lungenarzt »Dr. Jens Pommerening« Turmstr. 21 in 10559 Berlin, der mich durch sein Eingreifen, vor den Gefahren einer Vollnarkose gerettet hat.

Mehr als nur bedanken möchte ich mich bei meiner lieben Physiotherapeutin «Theresa», die nie an meiner Unbeweglichkeit verzweifelt ist. Die immer wieder neue Wege beschritten hat, um mir wenigstens vorübergehende Linderung zu verschaffen.

Ich bedanke mich bei meiner Freundin Erika, durch sie ist mein jetziges Leben überhaupt möglich.

Ich danke dem Schauspieler »Roland Wolf« in Berlin, der versucht hat einen Termin zu dem schwedischen Theaterintendanten herzustellen.

Vielen, vielen Dank liebe Morena, Du hast es vollbracht, mir in der schweren Zeit, ein breites Lachen auf die Lippen zu Zaubern.

Ich danke allen Verwandten, Freunden, Bekannten und besonders meinen lieben Kunden, die all die Jahre mein Leiden mitgetragen haben und mich trotz meiner starken Behinderung nicht ausgetauscht haben.

## Literatur- Empfehlungen

„Der Krankheitsermittler" von Dr. Jürgen Schäfer Knauer Verlag 2016

„Ohnmächtig gegen Schwarz und Weiß" von Dr. Johanna Bade Principal 2010